Optimierte Arzeimitteltherapie

Reihenherausgeber:
Monika Schäfer-Korting

Springer

Berlin
Heidelberg
New York
Hong Kong
London
Mailand
Paris
Tokyo

Johannes Wolff, Jens Altwein

Prostatakarzinom

Grundlagen und Therapie

Mit 7 Abbildungen und 5 Tabellen

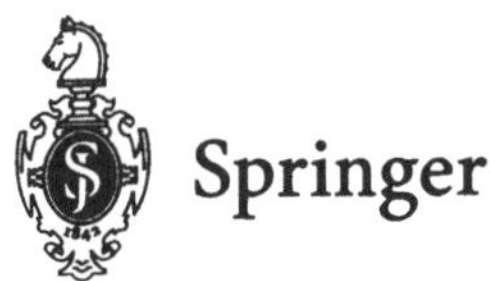
Springer

Prof. Dr. MONIKA SCHÄFER-KORTING
FB Pharmazie-Institut Pharm. II,
Pharmakologie und Toxikologie
Freie Universität Berlin
Königin-Luise-Straße 2+4
14195 Berlin

Prof. Dr. med. JOHANNES WOLFF
Caritas Krankenhaus Bad Mergentheim
Uhlandstr. 7
97980 Bad Mergentheim

Prof. Dr. med. JENS ALTWEIN
Krankenhaus Barmherzige Brüder
München
Romanstr. 93
80639 München

ISBN 3-540-20393-1 Springer-Verlag Berlin Heidelberg New York

Die Deutsche Bibliothek - CIP-Einheitsaufnahme

Springer Science+Business Media GmbH

Umschlaggestaltung: de'blik, Berlin
Produktion und Satz: Frank Krabbes, Heidelberg
SPIN: 10954164 14/3109 - 5 4 3 2 1 0 - Gedruckt auf säurefreiem Papier

Geleitwort

Arzneimittel haben in den letzten Jahrzehnten zunehmend an Bedeutung in der Behandlung von Krankheiten gewonnen. Dies gilt für unterschiedliche Gebiete, nicht nur die Innere Medizin sondern auch für die Bereiche Gynäkologie, Urologie, Dermatologie und viele andere. So konnte die Zahl der operativen Eingriffe im Rahmen von Ulzera des Gastrointestinaltrakts durch die Einführung der H_2-Antihistaminika ganz wesentlich reduziert werden. Moderne Zytostatika bedeuten nicht nur eine deutliche Lebensverlängerung, sondern steigern auch die Lebensqualität bei bis in die jüngste Zeit weitgehend therapieresistenten Tumoren. Als Beispiel sei die Wirksamkeit von Paclitaxel beim Ovarialkarzinom genannt.

Obgleich dies einen erheblichen Fortschritt bedeutet, der sich allein mit der besseren Wirksamkeit der modernen Wirkstoffe — also ihrem hohen Nutzen — erklären lässt, stößt die Arzneimitteltherapie dennoch zunehmend auf Vorbehalte der Patienten. Dies ist eine Folge des immer stärkeren Bewusstwerdens um Gefahren, die von diesen stark wirksamen Pharmaka ausgehen können, d. h. den Arzneimittel-Risiken. Im Sinne einer Überreaktion sehen allerdings viele Laien, aber auch manche Ärzte im besonderen Maße auf die Risiken und vernachlässigen den Nutzen einer effizienten Arzneimitteltherapie. Eine sorgfältige Nutzen/Risiko-Analyse bezogen auf den einzelnen Patienten, seine spezielle Erkrankung und die zu erwägenden Wirkstoffe erlaubt eine rationale Arzneimitteltherapie, die den größtmöglichen Erfolg sichert.

Mit dem vorliegenden Werk, einem Band der Buchreihe „Optimierte Arzneimitteltherapie", soll medizinischen Fachkreisen, vor allem Ärzten und Apothekern, der Zugang zur rationalen und damit optimierten Arzneimitteltherapie bestimmter, in der Praxis wichtiger Erkrankungen erleichtert werden. Ausgewiesene Experten auf den jeweiligen Fachgebieten bewerten die heute verfügbaren Therapieansätze unter streng wissenschaftlichen Kriterien. Darüber hinaus lassen sie aber auch die eigene Einschätzung nicht zu kurz kommen. Gestützt auf dieses Expertenwissen wird der Leser in die Lage versetzt, eine eigene individuelle Bewertung für seinen Patienten vorzunehmen. Obgleich Nutzen und Risiko („Nutzen-Risiko-Relation“) bei diesem Werk ganz im Vordergrund der Betrachtung stehen, wird auch die finanzielle Komponente der Arzneimitteltherapie nicht außer Acht gelassen. So enthalten die Werke auch Angaben zu den Therapiekosten – soweit dies angesichts des noch unterentwickelten Gebietes „Pharmakoökonomie“ zum heutigen Zeitpunkt möglich ist (Aufwand-Nutzen-Relation; vgl. Korting, HC, Schäfer-Korting M (eds). The Benefit/Risk Ratio. A Handbook for the rational Use of Potentially Hazardous Drugs. CRC Press, Boca Raton, 1998).

Mein Dank als Herausgeberin gilt insbesondere den Autoren, ohne deren besonderen Einsatz diese Reihe nicht zustande kommen könnte. Nur die Bereitschaft einer so großen Zahl von Experten zur Mitwirkung macht diese Buchreihe möglich. Sie wäre aber auch nicht realisierbar ohne das hohe Engagement des Springer-Verlages, insbesondere von Herrn Dr. Mager, das vom autorisierten Umgang mit dem heute besonders großen Wagnis über die kompetente und vor allem rasche Herstellung bis zur adäquaten Distribution reicht. Danken möchte ich an dieser Stelle auch meiner Sekretärin, Frau Sandow, ohne deren geduldiges und perfektes Management die organisatorische Abwicklung auf große Probleme gestoßen wäre.

Berlin, im Januar 1999 Prof. Dr. Monika Schäfer-Korting

Vorwort

Das Prostatakarzinom ist in Deutschland vor dem Bronchialkarzinom und dem Dickdarmkarzinom der häufigste diagnostizierte bösartige Tumor des Mannes mit jährlich ca. 40000 Neuerkrankungen. Jeder fünfte bösartige Tumor beim Mann ist ein Prostatakarzinom, jeder dritte Patient verstirbt an seinem Prostatakarzinom. Es ist ein Karzinom des älteren Mannes und es ist zu erwarten, dass die Inzidenz aufgrund der angestiegenen Lebenserwartung und der veränderten Altersstruktur in den kommenden Jahren in den Industrienationen weiter zunimmt.

Die medikamentöse Behandlung des Prostatakarzinoms stellt hohe Ansprüche an den behandelnden Arzt, da die therapeutischen Möglichkeiten begrenzt sind und die Behandlung der möglichen Tumoraggression angepasst werden muss. Zusätzlich werden aufgrund der morphologischen und klinischen Besonderheiten des Prostatakarzinoms verschiedene medikamentöse Behandlungsformen (z. B. die adjuvante Hormontherapie; die frühe versus verzögerte Hormontherapie; die intermittierende Hormontherapie) kontrovers diskutiert. Eine abschließende Bewertung kann erst nach Ablauf der noch laufenden Studien vorgenommen werden.

Ziel des Buches ist es, die Prinzipien der medikamentösen Therapie des Prostatakarzinoms darzulegen und seine Leistungsgrenzen aufzuzeigen. Die Therapieoptionen sowohl beim hormonempfindlichen als auch beim hormonrefraktären PCA werden ausführlich dargestellt. Dabei wurde auch Wert darauf gelegt, die Indikation zur medikamentösen Therapie in den verschiedenen Stadien zu präzisieren und zu qualifizieren.

Frau Professor Dr. M. Schäfer-Korting als „spiritus rector" der Buchreihe gebührt unserer besonderer Dank. Ebenso Frau Dr. S. Blago vom Springer-Verlag für die hilfreiche Unterstützung bei der Drucklegung des Buches.

Möge das vorliegende Buch zur Beratung der uns anvertrauten Patienten beitragen.

Bad Mergentheim/München, im Oktober 2003

Johannes M. Wolff
Jens E. Altwein

Inhalt

Abkürzungsverzeichnis

5-FU	5-Fluorouracil
5-HT	5-Hydroxytryptamin (Serotonin)
AB	Androgenblockade
AUC	area under the curve (Integral der Blutspiegelkurve eines Pharmakons)
BPH	benigne Prostatahyperplasie
cGMP	zyklisches Guanosinmonophosphat
CPA	Cyproteronacetat
DES	Diethylstilbestrol
DHT	Dihydrotestosteron
DNA	Desoxyribonukleinsäure
DRU	digital-rektale Untersuchung
EMP	Estramustinphosphat
FSH	Follikel stimulierendes Hormon
G-CSF	Granulozyten-Kolonie-stimulierender Faktor
GM-CSF	Granulozyten-Makrophagen-Kolonie-stimulierender Faktor
GnRH	Gonadotropin-Releasinghormon
HCG	human chorionic gonadotropin
HWZ	Halbwertzeit
HRCP	hormonrefraktäres Prostatakarzinom
IAB	intermittierende Androgenblockade
IFN	Interferon
IL	Interleukin
KG	Körpergewicht
KHK	koronare Herzerkrankung
LH	luteinisierendes Hormon
LHRH	luteinisierendes Hormon Releasinghormon
MAB	maximale Androgenblockade
MAO	Monoaminooxidase
MESNA	2-Mercaptoethansulfonsäure, Na-Salz
PCA	Prostatakarzinom
PAB	Periphere Androgenblockade
PSA	prostataspezifisches Antigen
SAB	sequentielle Androgenblockade
TRUS	transrektaler Ultraschall
TrAB	Tripel-Androgenblockade (d. h. LHRH-Analogon+Antiandrogen+5-α-Reduktase-Hemmer)

1 Medizinische Grundlagen

1.1 Anatomische und pathologische Vorbemerkungen

1.1.1 Die Prostata

Topographie

Die Bezeichnung Prostata leitet sich von prostates, dem griechischen Begriff des Vorstehers ab. Dies deshalb, da die Vorsteherdrüse vom Steiß aus gesehen, unter und hinter der Harnblase und Harnröhre liegt. Die Prostata umgreift ringförmig die Harnröhre vom Blasenausgang bis zum äußeren Harnröhrenschließmuskel. Dorsal grenzt sie an das Rektum und ist von hier gut zu tasten. Dorsokranial der Prostata finden sich die Samenblasen und die Samenleiter. Die Samenleiter verlaufen schräg entlang der Prostata und münden am Samenhügel proximal des äußeren Harnröhrenschließmuskels in die prostatische Harnröhre.

Anatomie

Die Prostata ist ein fibromuskuläres und drüsiges Organ. Im Erwachsenenalter ist die Prostata kastaniengroß und wiegt zirka 20 g. In ihrer Längsachse beherbergt sie die hintere Harnröhre. Ventral wird die Prostata durch die Ligg. puboprostatica an der Dorsalfläche der Symphyse fixiert. An der Prostatahinterfläche perforieren die schräg verlaufenden Samenleiter den Drüsenkörper und münden am Colliculus seminalis, wenige Millimeter proximal des externen Harnröhrensphinkters in das Lumen der prostatischen Harnröhre. Innerhalb der Prostata werden verschieden Zonen unterschieden (Abb. 1). Nach McNeal gilt folgende Einteilung:

1. die periphere Zone
2. die zentrale Zone
3 das periprostatische Segment

4. die Übergangszone
5. das anteriore fibromuskuläre Stroma

Während Prostatakarzinome zu zirka 90% in der peripheren, bis zu 10% in der zentralen und in der Übergangszone entstehen, entwickelt sich die benigne Prostatahyperplasie in der Übergangszone und in den um die Harnröhre gelegenen periurethralen Drüsen.

Durch die Prostata in ihrer Längsachse zieht die Harnröhre, die als Fortsetzung der glatten Muskelfasern der Detrusormuskulatur eine innere longitudinale Muskelschicht besitzt. Aus dem Bereich der trigonalen Detrusormuskulatur strahlt eine Vielzahl glatter Muskelfasern in die Prostatadrüse ein. Im präprostatischen Teil der Harnröhre sind diese zirkulär angeordnet und repräsentieren den Sphinkter internus.

Histologie

Die Prostata wird von einer dünnen fibrösen Kapsel begrenzt, unter der zirkulär angeordnete glatte Muskelfasern und kollagenes Bindegewebe die prostatische Harnröhre umschließen. Die epithelialen prostatischen Drüsen sind in das prostatische Stroma eingebettet; ihre Ausführungs-

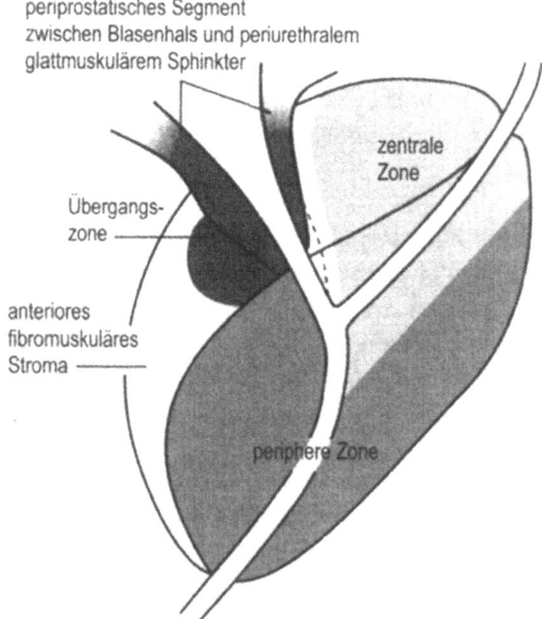

Abbildung 1. Sagitalschnitt durch die Prostata

gänge vereinigen sich zu Hauptausführungsgängen, die sich in der gesamten Zirkumferenz der prostatischen Harnröhre befinden.

Blutversorgung
Die Prostata wird von Ästen der Aa. vesicalis inferiores, Aa. pudendae internae und Aa. rectalis mediae versorgt. Die prostatischen Venen drainieren zusammen mit der tiefen V. dorsalis penis über einen ausgeprägten venösen periprostatischen Plexus (Santorini) in die Venae iliacae internae.

Innervation
Die Prostata ist von einem ausgedehnten Geflecht sympathischer und parasymphatischer Nerven umgeben, die aus dem gemischeten Plexus pelvicus und dem Plexus vesicalis entstammen und deren Perineuralscheiden als Infiltrationsbahnen beim Prostatakarzinom von Bedeutung sind.

Lymphabflusswege
Der Lymphabfluss der Prostata erfolgt über die sakralen, vesikalen, externen und internen iliakalen sowie die obturatoriellen Lymphknoten.

1.1.2 Das Prostatakarzinom

Das Prostatakarzinom (PCA) ist der häufigste maligne Tumor in der Urologie und der häufigste Tumor des Mannes. Es entsteht zu 90% in der äußeren, peripheren Zone der Prostata, die der rektalen Untersuchung gut zugänglich ist. Selten entstehen PCAe aus der zentralen Zone, die um die Ducti ejaculatores liegt. Um die proximale Harnröhre herum liegt die Übergangszone, aus der sich die benigne Prostatahyperplasie (BPH) entwickelt. Ca. 10% aller PCA entstehen in der Übergangszone. Bei 10% der Patienten, die wegen einer BPH operiert werden, findet man ein sog inzidentes PCA. Diese verhalten sich im Wesentlichen so, wie ein PCA in der peripheren Zone.

Histologie des PCA
PCA entstehen in 98% aus Drüsenepithel. Beim Adenokarzinom werden je nach Klassifikationsschema 3 oder 4 Malignitätsgrade beschrieben. Es tritt meist multifokal und nur selten unifokal auf und meist zeigen die einzelnen Tumoranteile unterschiedliche Differenzierungsgrade. Selten

findet man Plattenepithelkarzinome oder Übergangsepithelkarzinome, die meist von der Blasenschleimhaut ausgehen und in die Prostata infiltrieren. Ebenso selten sind Sarkome, die in den nichtepithelialen Anteilen der Prostata ihren Ursprung haben. Die Sarkome sind außerordentlich aggressiv und schwer zu behandeln.

Der Malignitätsgrad wird durch die Abweichung von der normalen Drüsenarchitektur bestimmt. Normale Drüsen werden durch eine säulenartige Epithelschicht ausgekleidet und von einer Basalzellschicht umgeben. Maligne Drüsen sind oft kleiner, haben z. B. bei Grad-I Veränderungen noch deutliche Lumina, aber ein einschichtiges flacheres, kubisches Epithel, da die Basalzellschicht fehlt. Von hier gibt es alle Varianten über kribiforme Tumoren bis hin zum anaplastischen Tumor, bei dem die Drüsenarchitektur nicht mehr erkennbar ist.
Das PCA wächst bevorzugt in Richtung Apex der Prostata. Beim weiteren Fortschreiten wird die Prostatakapsel penetriert, bevorzugt an den Perineuralspalten der Nervendurchgangsstellen. Kapselpenetration und Samenblaseninfiltration sind Zeichen für ein lokal fortgeschrittenes Wachstum.

Metastasierung

Im Allgemeinen erfolgen zunächst die lymphogene und anschließend die hämatogene Aussaat. Erste Station der lymphogenen Streuung sind die Lymphknoten der Fossa obturatoria. Diese werden beim Lymphknotenstaging als Indikator für eine Lymphknotenausbreitung genommen. Das nächste Feld sind die präsakralen und inguinalen Lymphknoten und die Lymphknoten entlang der Vasa iliaca communis und der paraaortalen Region. Anschließend werden die mediastinalen und supraklavikulären Lymphknoten betroffen.

Hämatogen metastasiert das PCA bevorzugt in das Skelettsystem und führt zu osteoblastischen Metastasen. Sie werden in 85% bei Patienten gefunden, die an ihrem PCA versterben. Am häufigsten sind die Lendenwirbelsäule, der proximale Femur, das Becken, die thorakalen Wirbelkörper, die Rippen und Sternum, die Kalotte sowie der Humerus betroffen. Im Allgemeinen zeigen zunächst die zentralen und später die peripheren Skelettabschnitte Tumorabsiedlungen. Selten sind viszerale Organe wie Lunge und Leber betroffen.

Natürlicher Krankheitsverlauf

Das PCA zeichnet sich durch einen regelhaften Wachstumsverlauf aus. Wie bei keinem anderen soliden Tumor korreliert das Tumorvolumen mit der Aggressivität des Tumors. Kleine Tumoren mit einem Volumen von 0,2 ml haben keine Metastasierungsfähigkeit. Diese sind bei der rektalen Untersuchung gerade eben tastbar. Bei Volumina>4 ml findet man in zunehmenden Maße Kapselpenetration, Samenblaseninfiltration und tumorbefallene Lymphknoten. Tumoren von mehr als 12 ml sind fast immer metastasiert (Tabellen 1 und 2).

Bei einer Autopsie älterer Männer werden in über 90% PCAs gefunden. Die sog. latenten PCAs haben oft ein Volumen von<0,5 ml und sind klinisch nie in Erscheinung getreten. Wegen ihres langsamen Wachstums bedürfen diese Autopsietumore keiner Therapie. Behandlungsbedürftig ist lediglich das klinisch manifeste PCA, das mindestens ein Volumen von 0,5 ml aufweist.

Tabelle 1. Stadieneinteilung des Prostatakarzinoms

T1	Klinisch nicht erkennbarer Tumor, nicht tastbar
T1a	Zufällig bei der transurethralen Prostataresektion festgestellt (TUR), 5% oder weniger des entnommenen Gewebes ist krebsbefallen
T1b	Mehr als 5% des bei TUR entnommenen Gewebes ist krebsbefallen
T1c	Durch Nadelbiopsie z. B. aufgrund von erhöhtem PSA-Wert diagnostiziert
T2	Tumor begrenzt auf die Prostata
T2a	Tumor befällt einen Lappen
T2b	Tumor befällt beide Lappen (früher T2c)
T3	Tumor durchbricht die Kapsel
T3a	Extrakapsuläre Ausbreitung
T3b	Samenblaseninfiltration
T4	Tumor ist fixiert oder infiltriert benachbarte Strukturen (z. B. Blasenhals, Rektum)
N+	Tumor befällt die regionären Lymphknoten
M+	Fernmetastasen

(TNM-Klassifikation 1997)

Tabelle 2. Natürlicher Verlauf unbehandelter PCA

Stadium	Metastasen vorhanden	Mortalität 5–10 Jahre
T1a	0%	2%
T1b	25%	20%
T2a	15%	20%
T2b	35%	70%
T3	50%	75%
N1–3, M1	100%	>50%

(mod. n. Hautmann u. Huland)

1.2 Diagnostik des Prostatakarzinoms

Das PCA verursacht nur selten Symptome und erst im lokal fortgeschrittenen Stadium kann es zu Miktionsbeschwerden ähnlich denen der BPH kommen. Im metastasierten Stadium wird man oft erst aufmerksam, wenn Knochenmetastasen Schmerzen verursachen.

Hauptursache für die höhere Zahl früh erkannter Prostatakarzinome ist der zur Verfügung stehende Tumormarker prostataspezifisches Antigen (PSA), das heute in einfacher Weise diagnostisch zugänglich ist. Lagen in der Vor-PSA Ära bei zirka 33% der Männer bei Diagnosestellung bereits Fernmetastasen vor, so wurden sie in den letzten Jahren nur noch in 7% gefunden (Daten des Tumor-Zentrums München). Zusätzlich ist die digitale rektale Untersuchung (DRU) der Prostata von Bedeutung. Allerdings ist die Treffsicherheit der DRU bei niedrigen PSA-Werten eingeschränkt.

Der Stellenwert der Früherkennung des PCA konnte kürzlich in einer prospektiven randomisierten Studie belegt werden. Die Sterberate am PCA lag bei den Patienten, die sich einem Screening unterzogen, bei 15,0 pro 100 000 Patientenjahren verglichen mit 48,7 pro 100 000 Patientenjahren bei der Kontrollgruppe. Auch aktuelle Daten aus Österreich belegen, dass durch PSA-gestützte Screening-Programme die PCA-Mortalität gesenkt werden kann. Daher empfiehlt die „American Cancer Society" zur Früherkennung des PCAs eine jährliche Vorsorgeuntersuchung mit DRU der Prostata und PSA-Wert-Bestimmung beginnend mit dem 50. Lebensjahr, wenn die weitere Lebenserwartung des Patienten mindestens 10 Jahre beträgt. Für Risikopatienten wird ein früherer Beginn der Vorsorgeuntersuchung etwa mit dem 45. Lebensjahr empfohlen.

Digital rektale Untersuchung

Die Prostata ist kastaniengroß und hat beim jungen Mann ein Volumen von zirka 20 g. Beim Vorliegen eines PCA tastet man bei der DRU einen derben oft höckrigen Knoten im Gegensatz zur prall-elastischen Konsistenz beim Vorliegen einer BPH. Ein tastbarer Knoten erfordert immer eine bioptische Abklärung. Differentialdiagnostisch kommen chronische Entzündungen, Prostatainfarkte, Prostatazysten und die granulomatöse Prostatitis infrage. Bei systematischen Untersuchungen entdeckt man durch die DRU in 0,8 bis 1,7% der untersuchten Männer ein PCA.

Das prostataspezifische Antigen

Das prostataspezifische Antigen (PSA) ist ein Glykoprotein mit einem Molekulargewicht von zirka 30000 Dalton, das fast ausschließlich im Prostatagewebe gebildet wird. Es dient der Verflüssigung des Samens, der ohne PSA koagulieren würde. Sowohl beim PCA als auch bei der BPH ist im Serum oft eine erhöhte PSA-Konzentration messbar. Dabei erhöht 1 g BPH-Gewebe den Serum-PSA-Wert um 0,3 ng/ml; 1 g PCA-Gewebe aber um 3 ng/ml. Als Referenzwert im Serum wird derzeit ein PSA-Wert von 4 ng/ml angenommen. Wird der PSA-Wert bei der Vorsorgeuntersuchung eingesetzt, so haben 10–15% der Männer einen PSA-Wert zwischen 4–10 ng/ml und von denen haben 25% ein PCA; 2–5% haben einen PSA-Wert über 10 ng/ml und davon haben 40% ein PCA. Andererseits haben 20% aller Männer mit Prostatakarzinom einen normalen PSA-Wert kleiner 4 ng/ml. Als gegenwärtig weitgehend akzeptierter Grenzwert bei der Indikationsstellung zur Prostatabiopsie gilt ein PSA-Serum-Wert von mehr als 4 ng/ml. Jedoch werden in Studien auch niedrige Grenzwerte benutzt (3 ng/ml). So wird bei über 50-jährigen Patienten mit einem PSA-Wert über 4 ng/ml in jedem 3. Fall bereits in der 1. Prostatabiopsie ein Karzinom entdeckt.

PSA-Derivate

Die wesentliche Einschränkung der PSA-Testung ist die relativ niedrige Spezifität für eine Prostatakarzinomdiagnose. Denn der positive Vorhersagewert eines PSA-Wertes über 4 ng/ml für das Vorliegen eins PCA beträgt nur 20–30% und bei ca. 80% aller Männer mit einem leicht erhöhten PSA-Test fand sich kein Prostatakarzinom. Daher gibt es in jüngster Zeit vier Entwicklungen, die Spezifität der PSA-Bestimmungen in Hinblick auf die Prostatafrüherkennung zu verbessern. Demnach kann der PSA-Wert durch seine Derivate, d. h.

1. sein Verhältnis zur Größe der Prostata (PSA-Dichte)
2. seinen zeitlichen Ablauf (PSA-Anstiegsgeschwindigkeit)
3. seine Altersabhängigkeit (altersabhängiger PSA-Wert)
4. seinen Bindungszustand im Serum (Bestimmung der molekularen Formen des PSA)

näher aufgeschlüsselt werden.

Hierbei zeigt die Bestimmung der molekularen Fraktionen des Gesamt-PSA derzeit am ehesten eine Verbesserung der PCA-Früherkennung. Durch den Einsatz von Antikörpern gegen die unterschiedlichen Epitope des PSA-Moleküls ist es möglich, die molekularen Formen des

PSA zu bestimmen. Es werden im Wesentlichen 3 Subfraktionen unterschieden: freies PSA, an alpha-I-Antichymotrypsin gebundenes PSA und an alpha-II-Makroglobulin gebundenes PSA. Der Quotient des freien (ungebundenen) PSA zum Gesamt-PSA ist bei Patienten mit einem PCA erniedrigt (<15%); demgegenüber weisen Patienten mit einer BPH häufig einen erhöhten Quotienten auf.

Wird nur die DRU bei der Vorsorgeuntersuchung eingesetzt, entdeckt man lediglich bei 1–2% der Männer über 50 Jahren ein PCA, das aber nur in 50% der Fälle auf die Prostata beschränkt ist. Wird lediglich der PSA-Wert eingesetzt, findet man bei 3–4% der untersuchten Männer ein PCA, das zu 70% auf die Prostata begrenzt ist. Werden DRU und PSA-Wert zusammen bei der Vorsorgeuntersuchung eingesetzt, so findet man bei bis zu 5% der untersuchten Männer ein PCA, das ebenfalls zu 70% auf die Prostata begrenzt ist und potentiell kurativ behandelt werden kann.

Das PSA wird auch zur Stadien-Einteilung herangezogen. Die PSA-Serumkonzentration korreliert zwar mit dem Tumorvolumen, jedoch nicht so eng, um im Einzelfall das Tumorstadium bestimmen zu können. Hier haben sich die sog. Partin-Tabellen bewährt, die aus dem PSA-Wert, dem Gleason-Score des Biopsiepräparates und dem klinisch eingeschätzten Tumorstadium die Wahrscheinlichkeit für das Vorliegen eines organbegrenzten Tumors sowie eines Samenblasen- und Lymphknotenbefalls angeben.

Transrektaler Ultraschall und Prostatabiopsie

Zusätzliche Bedeutung kommt der transrektalen Sonographie (TRUS) zu. Insbesondere echoarme, jedoch auch echoreiche und so genannte Echomix-Areale sind Hinweise für ein PCA. Zusätzlich hat der transrektale Ultraschall eine große Bedeutung bei der Führung der Biopsienadel.

Als Standardbiopsieverfahren gilt gegenwärtig die Ultraschallgestützte transrektale Prostatabiopsie. Diese Ultraschallgesteuerte Sextantenbiopsie ist jedoch für die optimale Erkennung eines PCAs oft nicht ausreichend. In Abhängigkeit von der Größe der Prostatadrüse sind 10 Biopsiezylinder als Standard zu werten, wobei insbesondere die periphere Zone miterfasst werden muss. Eine negative Biopsie schließt ein PCA nicht aus, so dass bei weiterhin bestehendem Tumorverdacht kurzfristig eine Rebiopsie erfolgen sollte.

Lymphknoten-Staging

Die pelvine Lymphadenektomie ist die wichtigste diagnostische Maßnahme zum Lymphknoten-Staging (s. 1.3.1). Hierbei werden die Lymphknoten in der Fossa obturatoria entfernt, da die lymphogene Aussaat zunächst in dieser Region beginnt. Sind diese Markerlymphknoten unauffällig, ist eine weitere lymphogene und hämatogene Metastasierung sehr unwahrscheinlich.

Bildgebende Diagnostik

Die Magnetresonanztomographie (NMR) erlaubt eine gute Darstellung der zonalen Anatomie der Prostata und des umgebenden Bindegewebes. Dennoch sind die Veränderungen oft nicht spezifisch, so dass der Wert des NMR für die Diagnostik und das Staging des PCA eingeschränkt bleibt.

Die Computertomographie (CT) ist sowohl zur Festlegung des lokalen Tumorstadiums als auch zum Nachweis von Lymphknotenmetastasen ungeeignet. Lediglich deutliche Lymphknotenvergrößerungen ab zirka 1,5 cm sind nachweisbar.

Skelettszintigraphie
Die wichtigste Untersuchung zur Entdeckung von Fernmetastasen ist die Skelettszintigraphie. Aufgrund des lokal gesteigerten Stoffwechsels werden sie mit Hilfe von knochenaffinen Radionukliden erfasst. Meist werden 99 Technetium Phosphatverbindungen benutzt. Alle Umbauprozesse im Rahmen von Heilungen nach Knochenbrüchen und Entzündungen können ähnliche Veränderungen verursachen wie osteoblastische Knochenmetastasen.

1.3 Grundzüge der Therapie des Prostatakarzinoms

1.3.1 Patientenselektion anhand präoperativ verfügbarer Parameter

Die Therapieentscheidung wird auf der Grundlage eines individuellen klinischen und biologischen Tumorstadiums getroffen. Auch die Lebenserwartung des Patienten und sein Allgemeinzustand sind bei der Therapiewahl wichtige Kriterien. Es konnte gezeigt werden, dass das klinische Tumorstadium, das histologische Grading nach Gleason im Biopsiepräparat sowie der präoperative PSA-Wert genutzt werden können, um das histopathologische Stadium des PCAs und das Risiko des Lymphknotenbefalls präoperativ abzuschätzen. Damit konnten Nomogramme erstellt werden, die eine individuelle Risikoabschätzung ermöglichen.

Weiterhin wurden die Variablen klinisches Tumorstadium, Gleason-Score und präoperativer PSA-Wert an einer großen Stichprobe untersucht und es konnten für die jeweiligen Konstellationen die Wahrscheinlichkeit eines organbegrenzten Tumors, einer Kapselpenetration, einer Samenblaseninfiltration und eines Lymphknotenbefalls berechnet werden. Die so gewonnenen Tafeln ermöglichen eine gewisse individuelle Risikoabschätzung für das Vorliegen eines der genannten ungünstigen Faktoren. Aufgrund dieser Arbeiten kann in ausgewählten Fällen auf eine pelvine Lymphadenektomie vor radikaler Prostatektomie verzichtet werden (Tabelle 3).

Tabelle 3. Prozentuale Wahrscheinlichkeit für das Vorliegen eines bestimmten pathologischen Stadiums bei einem PSA-Wert: 4,1–6,0 ng/ml

Gleason Score	**Klinisches Stadium**				**Pathologisches Stadium**
	T1c	**T2a**	**T2b**	**T2c**	
2–4	90	81	75	73	Organbegrenzt
	0	0	0	0	Befall der Samenblasen
	0	0	0	0	Positive Lymphknoten
5–6	80	66	57	55	Organbegrenzt
	1	1	2	2	Befall der Samenblasen
	0	1	2	3	Positive Lymphknoten
3+4=7	63	44	35	31	Organbegrenzt
	3	5	7	6	Befall der Samenblasen
	2	4	7	12	Positive Lymphknoten
4+3=7	52	33	25	21	Organbegrenzt
	3	5	5	4	Befall der Samenblasen
	3	6	10	16	Positive Lymphknoten
8–10	46	28	21	18	Organbegrenzt
	5	8	9	7	Befall der Samenblasen
	3	6	10	16	Positive Lymphknoten

Mod. nach Partin 2002

1.3.2 Inzidentes PCA (T1a)

Ein inzidentes PCA wird z. B. anlässlich einer transurethralen Prostataresektion bei BPH gefunden, wobei weniger als 5% des resezierten Materials mit einem Karzinom durchsetzt sind. In diesem Stadium ist oft keine Therapie notwendig, insbesondere dann, wenn ein gut differenzierter Tumor vorliegt.

Nach etwa 10 Jahren haben zirka 20% der Patienten einen Tumorprogress, sodass gelegentlich für Patienten unter 60 Jahren eine lokal kurative Therapie vorgeschlagen wird. Generell sollten diese Patienten aber sehr sorgfältig nachbeobachtet werden.

1.3.3 Therapieoptionen bei lokal begrenztem PCA

Aufgrund der verbesserten Früherkennung ist das klinisch lokal begrenzte PCA derzeit das am häufigsten diagnostizierte Tumorstadium. Es stellt die klassische Indikation zur radikalen Prostatektomie dar. Daneben existieren konkurrierende Therapieverfahren. Bei älteren Patienten mit einem gut differenzierten Tumor besteht die Möglichkeit des „watchful waitings". Des Weiteren zählen zu den konkurrierenden Therapieverfahren die Brachytherapie, die externe Strahlentherapie sowie die Hormontherapie. Für keines dieser Verfahren existieren bisher aussagekräftige randomisierte Therapievergleiche.

1.3.3.1 Radikale Prostatektomie

Die Mehrzahl der gegenwärtig diagnostizierten PCAs ist auf die Prostata begrenzt und weist eine mäßige oder schlechte Tumordifferenzierung auf. Diese potentiell lebensbedrohlichen Tumore sind durch die radikale Prostatektomie, bei der die gesamte Prostata mit den Samenblasen und der darüberliegenden Denonvillier-Faszie entfernt wird, heilbar. Der Eingriff ist sowohl über einen suprapubischen als auch über einen perinealen Zugang möglich; seine Mortalität liegt bei 0–0,4%. In letzter Zeit hat auch die laparoskopische radikale Prostatektomie viel Interesse hervorgerufen, da in ersten Serien ermutigende Kurzzeitergebnisse gezeigt wurden. Ihr Stellenwert ist aber derzeit noch nicht einzuschätzen.

Aufgrund der langsamen Tumorverdopplung sollten die Patienten eine weitere mittlere Lebenserwartung von mehr als 10 Jahren haben.

Diese Aussage wird durch skandinavische Untersuchungen gestützt, die zeigen, dass ein 70 jähriger Mann mit einem lokalisierten, gut differenzierten PCA ein 10% Risiko hat, innerhalb von 10 Jahren an seinem Tumor, jedoch ein 50% Risiko an anderen Ursachen als dem PCA, zu versterben.

Hauptnebenwirkung der radikalen Prostatektomie sind erektile Dysfunktion, Harninkontinenz und Urethrastriktur. Grundsätzlich ist es möglich die Nervi erigentes, die für die Potenz verantwortlich sind, bei der Operation zu erhalten. Die Nerverhaltung ist aber auf der Seite des palpablen Knotens kontraindiziert. Bei beidseitigem Nerverhalt kann die Potenz in zirka 50% erhalten werden, und zwar umso eher, je jünger die Patienten sind. Die Regeneration kann aber bis zu einem Jahr dauern.

Durch die von Walsh entwickelte Modifikation der retropubischen Operation ist es möglich, sowohl die Harninkontinenz als auch in ausgewählten Fällen und vor allem bei jüngeren Patienten die sexuelle Potenz zu erhalten. In einer aktuellen großen Kohortenstudie an 1291 Patienten, die radikal prostataektomiert waren, wurde in 8,4% eine Inkontinenz und in 59,9% eine Impotenz gefunden. Kritisch anzumerken ist aber, dass bei älteren Patienten das Risiko einer postoperativen Harninkontinenz erhöht ist und die Erfolgsaussichten des potenzerhaltenden Vorgehens geringer sind.

Aktuelle Studien zeigen nach radikaler Prostatektomie eine tumorspezifische Überlebensrate von 90%. Diese Ergebnisse gelten als besser gegenüber jenen der konservativen und der externen Strahlentherapie. Insbesondere in früheren Serien wurden ungünstige Resultate berichtet, da der Anteil an weiter fortgeschrittenen Tumoren höher war.

Hat das PCA die Kapsel des Organs überschritten (Stadium T 3) sinkt die Heilungswahrscheinlichkeit beträchtlich. In einer multizentrischen Analyse konnte gezeigt werden, dass bei kapselüberschreitenden Tumoren durch die radikale Prostatektomie alleine kaum ein langfristig rezidivfreies Überleben erzielt wird. Lässt sich der kapselüberschreitende Tumor jedoch vollständig resezieren (d. h. ohne Tumorreste zu belassen), so ist dennoch mit befriedigenden Heilungsraten von etwa 50% zu rechnen. Im klinischen Stadium T 3 wird aber auch die externe Strahlentherapie wegen des inaktivierenden Effekts auf kapselüberschreitende Tumorausläufer sowie lokale Mikrometastasen als Therapieoption diskutiert.

Finden sich bereits Lymphknotenmetastasen, so ist die Indikation zur radikalen Prostatektomie umstritten. Während die Operation die lokalen progressionsbedingten Komplikationen reduziert besteht eine operationsbedingte Morbidität bei bisher nur in einer randomisierten Studie bewiesenen Überlebensvorteil. Allerdings fand sich in nicht randomisierten Studien ein Überlebensvorteil für Patienten mit Lymphknotenmetastasen, die einer radikalen Prostatektomie mit adjuvanter Hormontherapie unterzogen wurden. Dennoch sollte die Indikationsstellung zur radikalen Prostatektomie in diesem Stadium zurückhaltend erfolgen.

1.3.3.2 PSA-Anstieg nach radikaler Prostatektomie

Obwohl das klinisch organbegrenzte PCA in der Mehrzahl der Fälle durch die radikale Prostatektomie heilbar ist, lässt sich bei einer nicht unerheblichen Zahl von Patienten ein biochemisches Rezidiv, das heißt ein Wiederanstieg des PSAs postoperativ nachweisen. Die Wahrscheinlichkeit innerhalb von 10 Jahren nach einer radikalen Prostatektomie bei klinisch organbegrenztem PCA ein biochemisches Rezidiv zu erleiden, liegt bei etwa 25 bis 50%. Eine große retrospektive Untersuchung zeigte, dass die mediane Zeit von der ersten PSA-Erhöhung bis zum Auftreten klinischer Metastasen 8 Jahre und die Zeit vom Auftreten klinischer Metastasen bis zum Tod weitere 5 Jahre betrug. Diese Patienten waren bis zum Auftreten klinischer Metastasen unbehandelt. Unabhängige histopathologische Risikofaktoren zur Vorhersage eines Rezidivs nach radikaler Prostatektomie sind der Gleason-Score des Prostatektomiepräparates, der Umfang der Kapselpenetration und der Status der chirurgischen Absetzungsränder. Welche Therapiemaßnahmen angesichts solch langer Verläufe sinnvoll sind, wird derzeit kontrovers diskutiert. Die Strahlentherapie der Prostataregion zeigt Remissionsraten von 20 bis 60%. In einer großen Serie waren 46% der Patienten nach 5 Jahren ohne Anhalt für ein PSA-Rezidiv. Wesentlicher prognostischer Faktor für die Radiatio bei PSA-Anstieg ist der prätherapeutische PSA-Wert. Patienten mit niedrigen Werten erzielen deutlich häufiger eine komplette Remission als solche mit höheren. Als Grenzwert wird in den verschiedenen Serien ein Wert zwischen 1 und 2,5 ng/ml angenommen. Demnach sollte die Entscheidung für eine Strahlentherapie frühzeitig getroffen werden. Aufgrund der akzeptablen Nebenwirkungen wird heute diskutiert, die Indikation großzügig und ohne bioptische Sicherung des Lokalrezidivs zu stellen. Zudem ist die Strahlentherapie die einzig kurative Option.

Des Weiteren wird kontrovers diskutiert, wann man mit einer Hormontherapie begonnen werden sollte und welche Form der Hormontherapie zum Einsatz kommen sollte. Daten einer großen englischen Studie sprechen für die frühe Hormontherapie beim metastasierten PCA. Unklar ist inwieweit sich das auf die Situation des PSA-Anstiegs nach radikaler Prostatektomie übertragen lässt. Zu bedenken sind die potentiellen Nebenwirkungen der frühzeitigen Hormontherapie wie Anämie, Osteoporose mit zunehmendem Frakturrisiko und Muskelschwund, wenn die Hormonentzugstherapie über viele Jahre gegeben werden muss. Eine Alternative stellen möglicherweise nicht-steroidale Anti-Androgene dar. Sie stellen derzeit aber keine Standardalternative zum Testosteronentzug bei der Therapie des metastasierten PCAs dar. Hier müssen erste Studienergebnisse abgewartet werden.

1.3.3.3 Therapiealternativen

Therapeutische Alternativen für die Behandlung des lokal-begrenzten Prostatakarzinoms sind die Strahlentherapie und die Brachytherapie (i. e. eine lokale Strahlentherapie mit in den Tumor eingebrachten Radionukliden). Insbesondere durch die dreidimensionale Bestrahlungsplanung und die konformierende Bestrahlungstechnik ist es zu einer Wirksamkeitsverbesserung der Strahlentherapie gekommen. Dies hat auch dazu geführt, dass die Akut- und Spätnebenwirkungen gesenkt werden konnten. Zusätzlich wird diskutiert, ob eine Erhöhung der Strahlendosis von 70 Gy zu besseren Kontrollraten führt.

Die interstitielle Strahlenbehandlung (Brachytherapie) ist mit der permanenten Einlage von 125-Iod oder 103-Palladium-Seeds und mit der temporären Afterloadingtechnik mit 192-Iridium möglich. Die Ergebnisse zur Brachytherapie mit Jod oder Palladium sind aber schwierig zu interpretieren, da in den Serien oft Mono- und Kombinationstherapie mit externer Radiatio und in einzelnen Kombinationen nicht klar zugeordnet wurden. In einer kürzlich publizierten Serie zeigte sich bei T1 bis T3-Tumoren eine PSA-Progressionsfreiheit von 66% unter Monotherapie bzw. 79% bei Kombinationstherapie nach einer durchschnittlichen Nachbeobachtungszeit von 8 Jahren.

Derzeit wird bei Patienten mit einem schlecht-differenzierten oder lokal-fortgeschrittenen PCA diskutiert, die Strahlentherapie mit einer adjuvanten Hormontherapie zu kombinieren. In mehreren Studien wurde über eine Verbesserung der lokalen Tumorkontrolle, der rezidivfreien Überlebensrate sowie z. T. auch über eine Verbesserung der Gesamtüberlebensrate berichtet (s. 3.1.1.8).

Die radikale Prostatektomie ist das einzige Verfahren, das die tumortragende Prostata vollständig entfernt. Für keine der nicht ablativen Therapien des PCAs konnte bisher eine Überlegenheit gegenüber der radikalen Prostatektomie belegt werden. Nicht randomisierte Daten zeigen auf, dass vor allem bei Patienten mit hohem Progressionsrisiko die radikale Prostatektomie das bessere Therapieverfahren ist. Eine aktuelle Analyse verglich das progressionsfreie Überleben nach radikaler Prostatektomie gegenüber dem nach Brachytherapie und erbrachte einen Vorteil für die radikale Prostatektomie, der allerdings nicht signifikant war. Da bei den nicht chirurgischen Therapieverfahren das tumortragende Organ belassen wird, steigt das Risiko, durch lokale Tumorprogression und Komplikationen eine zweite Therapie zu benötigen. Dieses Risiko, nach Primärtherapie eine Zweittherapie zu benötigen, war bei Patienten, die durch eine radikale Prostatektomie behandelt worden waren, am geringsten.

1.3.4 Therapieoptionen beim metastasierten PCA

Aufgrund der verbesserten Früherkennung werden bei Patienten immer seltener zum Zeitpunkt der Diagnose bereits Metastasen gefunden. So finden sich derzeit bei 7% der Patienten bei Diagnosestellung Metastasen, während dies vor Einführen des PSA bei 33% zutraf (Daten des Tumor-Zentrums München). Dies ist umso positiver zu bewerten, als die medikamentöse Therapie des metastasierten PCAs in den letzten Jahrzehnten keine durchgreifenden Fortschritte hinsichtlich der Effektivität gemacht hat.

Eine Heilung ist weiterhin nicht möglich. Standardtherapie ist die Hormontherapie durch Testosteronentzug. Die beiden am häufigsten angewandten Verfahren sind der chirurgische Hormonentzug mit der Orchiektomie und der medikamentöse Hormonentzug mit einem LHRH-Analogon (s. 2.1.3 und 3.1). Die Gabe eines LHRH-Analogons führt initial zu einer Erhöhung des peripheren Testosteronspiegels, so dass die Patienten zunächst zusätzlich ein Antiandrogen erhalten sollten. Obwohl Estrogene genau so effektiv die Androgenproduktion vermindern, sind sie wegen der Nebenwirkungen – besonders wegen kardialer und thrombembolischer Komplikationen – nicht mehr Therapie der ersten Wahl.

Die Zeit bis zur Progression beträgt im Mittel 18 bis 24 Monate, die mediane Überlebenszeit 2 Jahre. Nebenwirkungen der Therapie sind

Antriebslosigkeit, Hitzewallungen, Libidoverlust, Impotenz und Gynäkomastie unterschiedlichen Ausmaßes. Demgegenüber machen Anämie, Muskelschwund und Osteoporose aufgrund der relativ kurzen Dauer der Behandlung klinisch weniger Probleme.

Der Versuch, die Ergebnisse des einfachen, testikulären Testosteronentzugs durch Kombination mit einem Antiandrogen (maximale Androgenblockade) zu verbessern, ist durch über 30 randomisierte Studien hinterfragt worden. Es findet sich eine Verbesserung des tumorspezifischen Überlebens von 3 bis 6 Monaten und einen Gesamtüberlebensvorteil von 10% nach 5 Jahren für die Patienten, die mit einer maximalen Androgenblockade behandelt wurden.

Ein großer Teil der Nebenwirkungen des Testosteronentzugs wird durch die Monotherapie mit nicht-steroidalen Antiandrogenen vermieden. Diese senken den Testosteronspiegel nicht ab. Wesentliche Nebenwirkung bleibt die Gynäkomastie, die durch prophylaktische Bestrahlung verhindert werden kann. Für das metastasierte PCA stellt die Monotherapie mit Antiandrogenen aber keine Standardtherapie dar. Allerdings sind die Ergebnisse für Patienten mit einem lokal fortgeschrittenen Karzinom ohne Metastasennachweis nach Therapie mit Antiandrogenen und LHRH-Analoga identisch.

Einen weiteren Ansatz, die Nebenwirkungen des Testosteronentzugs zu reduzieren, bietet die intermittierende Androgenblockade. Experimentell konnte gezeigt werden, dass dadurch der Zeitraum bis zur Progression der Erkrankung verlängert werden kann. Derzeit laufen in Deutschland und international mehrere Studien, die diese Frage prüfen. Dieser Therapieansatz wird derzeit auch in klinischen Studien der Arbeitsgemeinschaft Urologische Onkologie (AUO) überprüft. Daher sollte dieses Therapieverfahren derzeit nur innerhalb von Studien angewandt werden (Einzelheiten unter www.auo-online.de)

1.3.4.1 Das hormonrefraktäre PCA

Kommt es unter Hormonentzug zu einer Progression, steht eine nichthormonelle systemische Therapie zur Verfügung. Durch die Möglichkeit der PSA-Bestimmung lässt sich besser und schneller objektivieren, ob die Patienten auf eine Behandlung ansprechen. Die Kombination verschiedener Substanzen wie zum Beispiel von Estramustinphosphat und Taxanen hat in Studien Ansprechraten von etwa 50% ergeben. Auch dieser Therapieansatz wird derzeit in klinischen Studien der AUO überprüft. Bei Versagen aller spezifischen Therapieansätze haben sämtliche Maßnahmen die Erhaltung einer höchstmöglichen Lebensqualität des Patienten zum Ziel, wobei eine ausreichende Schmerztherapie am wichtigsten ist.

1.4 Algorithmen der wichtigsten Behandlungsschritte beim Prostatakarzinom

Um die optimale Therapie für einen Patienten mit einem Prostatakarzinom zu finden, sollte das biologische Alter, die Komorbidität, die tumorseitigen Risikofaktoren und nicht zuletzt der Wunsch des Patienten zugrunde gelegt werden (Abb. 2a–e).

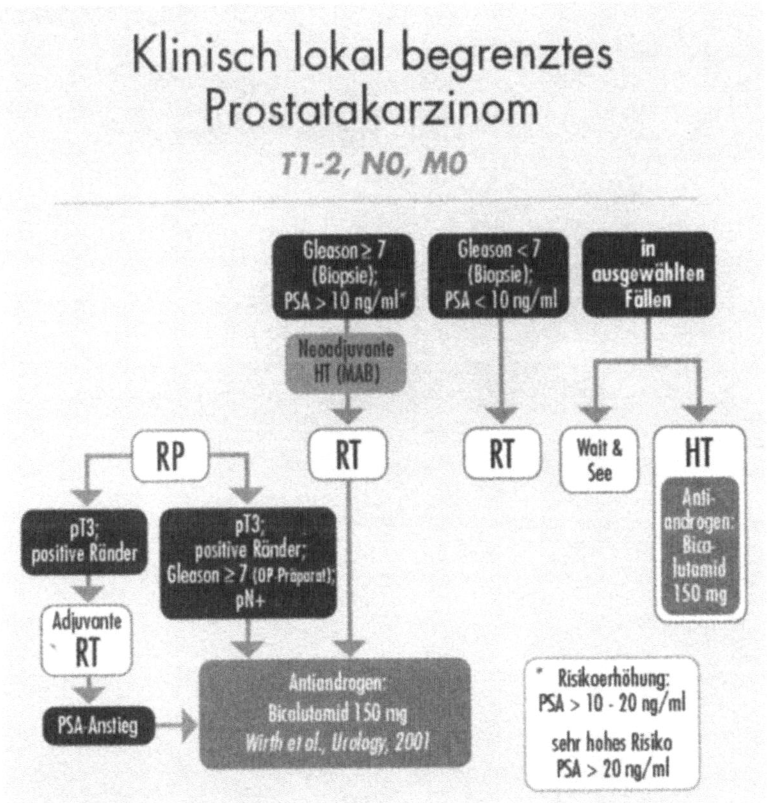

Abb. 2a. Therapieoptionen beim Prostatakarzinom
Algorithmus 1: Therapieoptionen-klinisch lokal begrenztes PCA

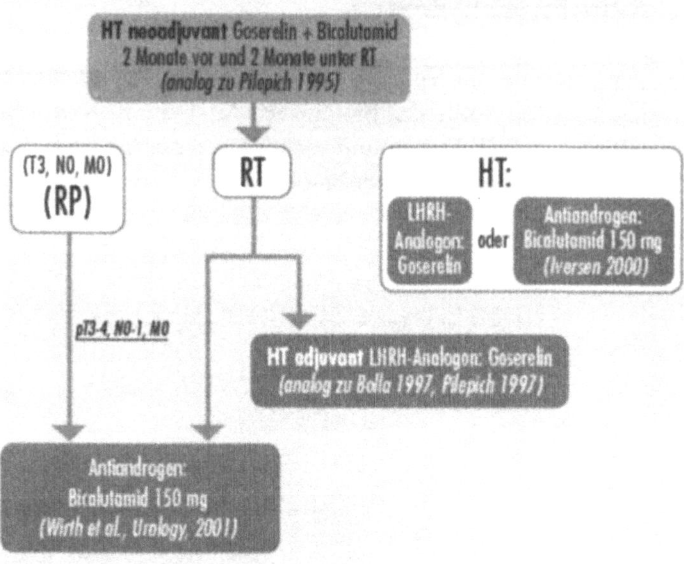

Abb. 2b. Therapieoptionen beim Prostatakarzinom
Algorithmus 2: Therapieoptionen-klinisch lokal fortgeschrittenes PCA

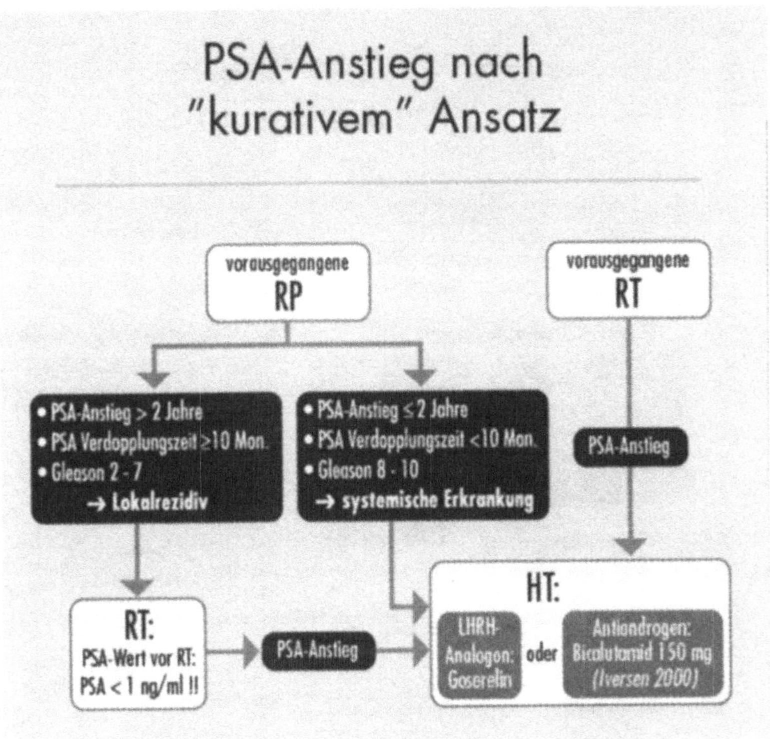

Abb. 2c. Therapieoptionen beim Prostatakarzinom
Algorithmus 3: Therapieoptionen-PSA-Anstieg nach „kurativem" Ansatz

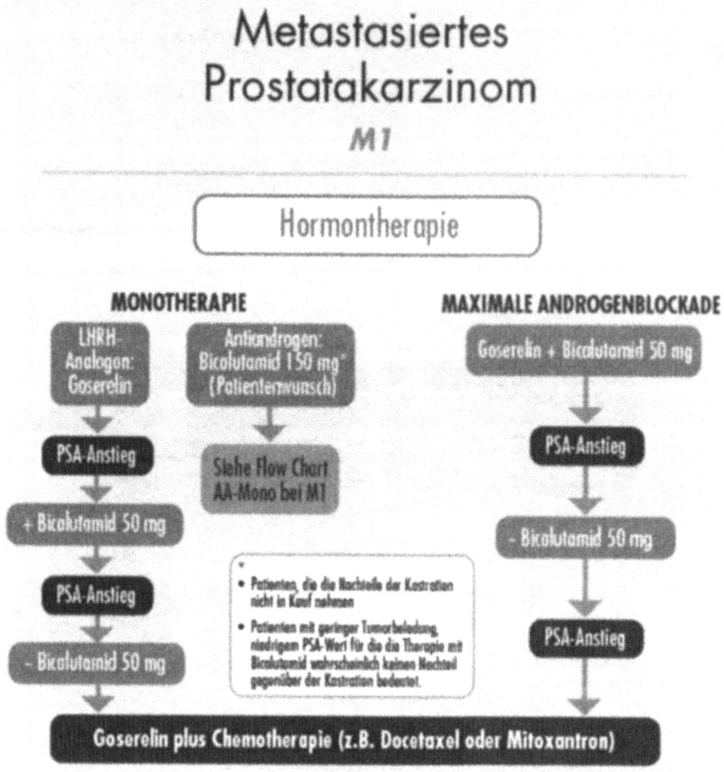

Metastasiertes
Prostatakarzinom
M1

Hormontherapie

MONOTHERAPIE

LHRH-Analogon: Goserelin

PSA-Anstieg

+ Bicalutamid 50 mg

PSA-Anstieg

- Bicalutamid 50 mg

Antiandrogen: Bicalutamid 150 mg* (Patientenwunsch)

Siehe Flow Chart AA-Mono bei M1

*
- Patienten, die die Nachteile der Kastration nicht in Kauf nehmen
- Patienten mit geringer Tumorbeladung, niedrigem PSA-Wert für die die Therapie mit Bicalutamid wahrscheinlich keinen Nachteil gegenüber der Kastration bedeutet.

MAXIMALE ANDROGENBLOCKADE

Goserelin + Bicalutamid 50 mg

PSA-Anstieg

- Bicalutamid 50 mg

PSA-Anstieg

Goserelin plus Chemotherapie (z.B. Docetaxel oder Mitoxantron)

Abb. 2d. Therapieoptionen beim Prostatakarzinom
Algorithmus 4: Therapieoptionen-metastasiertes PCA-M1

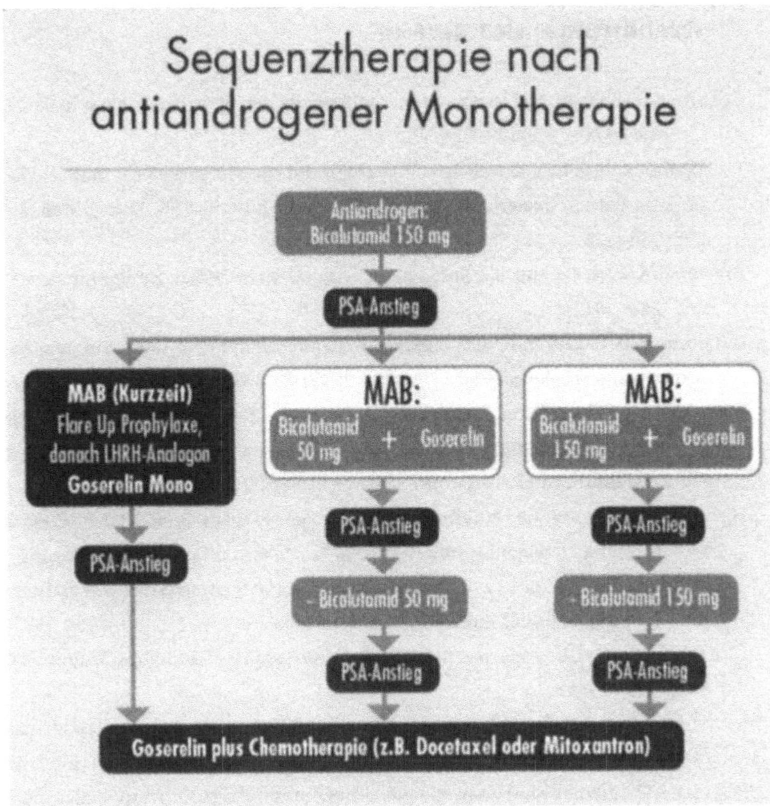

Abb. 2e. Therapieoptionen beim Prostatakarzinom
Algorithmus 5: Therapieoptionen-Sequenztherapie nach antiandrogener Monotherapie (Mod. nach Altwein J, Mohandessi B. „Prostata- und Samenblasentumoren", Kapitel 49 in Jocham D, Miller K (Hrsg.): „Praxis der Urologie", Thieme-Verlag, Stuttgart 2002)

Weiterführende Literatur

Boehmer D, Buchali A, Deger S et al. Stellenwert der Strahlentherapie in der Urologie Urologe A. 2000; 39: 120–125

Bolla M, Gonzalez D, Warde P et al. Improved survival in patients with locally advanced prostate cancer treated with radiotherapy and goserelin. N Engl J Med. 1997; 337: 295–300

Brawer MK Prostate specific antigen: current status. CA Cancer J Clinicians 1999; 49: 264–281

Catalona WJ, Ramos GR, Carvalhal GF Contemporary results of anatomic radical prostatectomy. CA Cancer J Clinicians 1999; 49: 282–296

D'Amico AV, Whittington R, Malkowicz SB et al. Biochemical outcome after radical prostatectomy, external beam radiation therapy or interstitial radiation therapy for clinically localized prostate cancer. JAMA 1998; 280: 969–974

Horwitz EM, Winter K, Hanks GE et al. Subset analysis of RTOG 85-31 and 86-10 indicates an advantage for long-term vs. short-term adjuvant hormones for patients with locally advanced nonmetastatic prostate cancer treated with radiation therapy. Int J Radiat Oncol Biol Phys 2001; 49: 947–956

Klotz L Hormone therapy for patients with prostate carcinoma. Cancer. 2000; 88(12 Suppl):3009–14

Labrie F, Candas B, Dupont A et al. Screening decreases prostate cancer death: first analysis of the 1988 quebec prospective randomized controlled trial. Prostate 1999; 38: 83–91

Petrylak DP Chemotherapy for advanced hormone refractory prostate cancer. Urology. 1999; 54(6A Suppl):30–35

Pisansky TM, Kozelsky TF, Myers RP et al. Radiotherapy for isolated serum prostate specific antigen elevation after radical prostatectomy for prostate cancer. J Urol 2000; 163: 845–850

Pound CR, Partin AW, Eisenberger MA et al. Natural history of progression after PSA elevation after radical prostatectomy. JAMA 1999; 281: 1591–1597

Prostate Cancer Trialists' Collaborative Group. Maximum androgen blockade in advanced prostate cancer: an overview of the randomised trials. Lancet. 2000; 355: 1491–1498.

Ragde H, Korb LJ, Elgamal AA et al. Modern prostate brachytherapy. Prostate specific antigen results in 219 patients with up to 12 years of observed follow-up. Cancer 2000 ; 89 : 135–41.

Schröder FH, Kranse R, Rietbergen J et al. The European randomized study of screening of prostate cancer: un update. Eur Urol 1999; 35: 539–43

Stanford JL, Feng Z, Hamilton AS et al. Urinary and sexual function after radical prostatectomy for clinically localized prostate cancer. JAMA 2000; 282: 354–360

Tyrell CJ Adjuvant and neoadjuvant hormonal therapy for prostate cancer. Eur Urol 1999; 36: 549–558

Wirth M, Fröhner M Diagnostik und individualisierte Therapie des lokoregionären Prostatakarzinoms. Urol A 2000; 39: 578–588

Wirth M, Manseck A Das Lymphknoten-positive Prostatakarzinom. Ein Fall für die radikale Prostatektomie. Urol A 1999; 38: 344–348

Wolff JM, u. G Jakse Das prostataspezifische Antigen in der Früherkennung des Prostatakarzinoms. DMW 1996; 121: 1508–1514

Wolff JM Das hormonrefraktäre Prostatakarzinom. Uni-Med Verlag, Bremen 2001

2 Arzneistoffe

2.1 Arzneistoffe beim hormonempfindlichen Prostatakarzinom

2.1.1 Klassische endokrine Therapie

In früheren Jahren verstand man unter der Hormontherapie maligner Erkrankungen eine Behandlung mit gegengeschlechtlichen Hormonen. Der wesentliche Angriffspunkt der endokrinen Therapie des Prostatakarzinoms war die Hemmung der Freisetzung von LH aus der Hypophyse durch Östrogene. Gegengeschlechtliche Hormone inhibieren die Produktion von LH. In der Folge kommt es im Organismus zu einem Konzentrationsabfall der körpereigenen Geschlechtshormone bis auf ein Kastrationsniveau. Bei Anwendung sehr hoher Dosen gegengeschlechtlicher Hormone konnte auch eine Hemmung der DNA-Synthese in den Prostatakarzinomzellen nachgewiesen werden. Diese gegengeschlechtliche Hormontherapie hatte jedoch erhebliche Nebenwirkungen auf dem Gesamtorganismus wie zum Beispiel kardiovaskuläre und hepatische Nebenwirkungen, Salz- und Wasserretention, auffällige Wesensveränderungen (endokrine Psychopathie) und Immunsuppression.

2.1.2 5-α-Reduktase-Hemmer

Testosteron stellt in der Prostata nur ein Prohormon dar. Es wird durch die 5-α-Reduktase zu dem eigentlich wirksamen Dihydrotestosteron (DHT) umgewandelt. Intrazellulär bindet DHT und Testosteron an einen hochaffinen Rezeptor (Androgen-Rezeptor) und bildet den zytoplasmatischen DHT-Rezeptor. Dieser Rezeptor-Komplex bindet im Zellkern an die DNA, aktiviert die Transkription androgenabhängiger Gene und induzierten damit Zellwachstum. Die 5-α-Reduktase-Hemmer hemmen die 5-α-Reduktase kompetitiv.

2.1.2.1 Finasterid

Pharmakokinetik
Finasterid ist der derzeit einzige zugelassene 5-α-Reduktase-Hemmer. Nach oraler Gabe werden maximale Plasmaspiegel nach zirka 2 Stunden erreicht. Die Halbwertzeit beträgt zirka 6 Stunden. Er wird biliär und renal ausgeschieden.

Indikation
Benigne Prostatahyperplasie, beim Prostatakarzinom wird Finasterid „off-label" eingesetzt.

Dosierung
1×5 mg/d

Nebenwirkungen
Sexuelle Störungen (Impotenz, verminderte Libido) treten bei 2 bis 3% der Patienten auf. Eine Gynäkomastie ist nur selten zu beobachten. Klinisch bedeutsame Wechselwirkungen sind nicht bekannt. Finasterid führt offenbar zu keiner signifikanten Beeinträchtigung der Arzneistoff-metabolisierenden Enzyme des Cytochrom-P-450-Systems.

2.1.3 Antiandrogene

Antiandrogene blockieren die Hormonrezeptoren in der Prostata und hemmen so kompetitiv die Aktivierung der Rezeptoren durch Testosteron bzw. Dihydrotestosteron, ohne dabei die zellulären Eigenschaften zu verändern. Durch diese Blockade der Rezeptoren entziehen sie diese dem Einfluss der körpereigenen Geschlechtshormone. Gravierende Nebenwirkungen auf dem Gesamtorganismus, wie sie bei der gegengeschlechtlichen Hormontherapie beobachtet werden, sind bei der Behandlung mit Antagonisten (z. B. Bicalutamid, Cyproteronacetat, Flutamid)nicht bekannt.

2.1.3.1 Bicalutamid

Pharmakokinetik

Bicalutamid liegt als Razemat der beiden optisch aktiven chemischen Verbindungen mit einem asymmetrischen C-Atom vor. Seine Hauptwirkung geht vom R-Enantiomer, der rechtsdrehenden Verbindung, aus. Das linksdrehende wird schnell resorbiert und eliminiert. Der eigentliche Wirkstoff, der R-Enantiomer, wird langsamer resorbiert und mit einer terminalen Halbwertzeit von 7 Tagen eliminiert.

Bicalutamid wird in der Leber zu Glucuronid und Hydroxybicalutamid verstoffwechselt. Die Metaboliten werden zu annähernd gleichen Teilen über Niere und Galle ausgeschieden. Eine Einschränkung der Nierenfunktion ergibt keine wesentlichen Änderungen der Pharmakokinetik der Muttersubstanz. Bei schweren Leberfunktionsstörungen kommt es dagegen zu einer Akkumulation von Bicalutamid.

Indikation

Prostatakarzinom

Dosierung

Kombinationsbehandlung 50 mg/d
Monotherapie 150 mg/d

Nebenwirkungen

Eine Gynäkomastie und Mastodynie ist in 50–70% der Fälle zu beobachten. Hitzewallungen treten in 10–15% auf. Nausea und Diarrhoen dagegen nur bei 3–5% der Patienten. Sehr selten ist eine Lebertoxizität, die in weniger als 1% der Fälle auftritt.

2.1.3.2 Flutamid

Pharmakokinetik

Flutamid ist ein Prodrug. Nach oraler Gabe wird es rasch resorbiert und in der Leber zu dem biologisch aktiven Metaboliten Hydroxyflutamid umgewandelt. Der Metabolit erreicht den maximalen Plasmaspiegel nach zirka 2 Stunden. Er wird renal ausgeschieden. Die Halbwertzeit beträgt 6 Stunden.

Indikation
Prostatakarzinom

Dosierung
750 mg/d

Nebenwirkungen
Eine Gynäkomastie und Mastodynie ist in 40–50% zu beobachten. Hitzewallungen treten in 10–15% auf. Nausea und Diarrhoen dagegen in 5–30%. Selten treten in 4–5% der Fälle Nebenwirkungen an der Leber auf. Klinisch finden sich ein Transaminasenanstieg, Nausea und Malaise. Der Mechanismus ist unklar. Diskutiert werden eine idiosynkratische-hepatische Reaktion sowie eine direkte Nebenwirkung. Das Auftreten ist frühzeitig (4–6 Wochen) nach Therapiebeginn und die Symptome sind nach Absetzen reversibel. Es sind aber 46 Fälle schweren Leberversagens und 20 Todesfälle beschrieben.

2.1.3.3 Cyproteronacetat

Cyproteronacetat ist ein Progesteron-Derivat, das neben einer antiandrogenen auch eine starke gestagene Wirkung besitzt. Durch die zusätzliche gestagene Wirkung unterscheidet sich Cyproteronacetat grundlegend von den beiden oben beschriebenen Antiandrogenen. Es hemmt nämlich die Freisetzung des luteinisierenden Hormons (LH) und damit durch eine negative Feedbackwirkung auf Hypothalamus und Hypophyse auch die Testosteronproduktion.

Pharmakokinetik
Nach oraler Gabe nahezu vollständige Bioverfügbarkeit. Der maximale Serumspiegel wird nach zirka 3 Stunden erreicht. Die Halbwertzeit beträgt 45 Stunden. Nach i. m. Gabe wird der maximale Serumspiegel erst nach 2 bis 3 Tagen erreicht. Die Plasmahalbwertzeit beträgt dann 5 Tage.

Cyproteronacetat wird in der Leber zu Glucuronid und Hydroxycyproteronacetat verstoffwechselt. Die Metaboliten werden zu 70% über die Galle und zu 30% über die Nieren ausgeschieden.

Indikation
Prostatakarzinom

Dosierung
100–300 mg/d p. o. oder 300 mg 1–2 wöchentlich

Nebenwirkungen
Eine Gynäkomastie und Mastodynie ist nur selten zu beobachten. Nausea und Diarrhoen dagegen nur in 3–5%. Hitzewallungen treten in 10–15% auf. Auch unter Cyproteronacetat tritt in 4–6% der Fälle eine Lebertoxizität auf.

2.1.4 LHRH Agonisten (LHRH Analoga)

Analoga des Luteinisierendes-Hormon-Releasing-Hormons (LHRH, GnRH) sind Substanzen, die durch Austausch von Aminosäuren des natürlichen Polypeptidhormons synthetisiert werden. Im Vergleich zum natürlichen LHRH, das nur eine kurze Halbwertzeit aufweist, sind die Analoga widerstandsfähiger gegenüber abbauenden Enzymen und haben eine höhere Affinität zu den LHRH-Rezeptoren, die sie qualitativ gleich, quantitativ jedoch stärker und lang anhaltend stimulieren („Supragonisten“). Es kommt zunächst wie bei LHRH zur Gonadotropinausschüttung der Hypophyse (LH, FSH), anfangs werden LH und FSH in großen Mengen freigesetzt. Nach einiger Zeit kommt es durch die andauernde Stimulation zur sogenannten down-Regulation der Rezeptoren im Hypophysenvorderlappen. Dies führt nach zirka 2 Wochen zu einer erniedrigten Sekretion von LH und FSH und zu absoluten Blockierungen der Testosteronsynthese in den Leydigzellen des Hodens. Die Hormonspiegel im Serum sinken auf Kastrationswerte ab. Die Analoga haben eine hochspezifische Wirkung auf die hypophysäre Freisetzung von LH und FSH und beeinflussen die übrigen hypophysären Hormone nicht. Die Wirkung der LHRH-Agonisten ist jedoch reversibel, d. h. die Testosteronproduktion im Hoden sowie das hypothalamische und hypophysäre LHRH- bzw. LH-System bleiben intakt, werden also lediglich während der Zeit der Therapie blockiert. Die wichtigsten zur PCA-Therapie angewandten LHRH-Agonisten sind Goserelin, Leuprorelin und Buserelin. Als häufigste Nebenwirkung der Behandlung mit Analoga wurden bisher Potenz- und Libidoverlust sowie Hitzewallungen in Folge des Testosteronentzugs beobachtet.

2.1.4.1 Goserelin

LHRH-ähnliches Oligopeptid mit 10 Aminosäuren. Modifikation gegenüber dem physiologischen LHRH an Aminosäuren 6 (D-Serin) und 10 (Azaglycinamid). Kastrationswerte des Testosterons werden nach 2–3 Wochen erreicht.

Pharmakokinetik
Nach subkutaner Applikation beträgt die Bioverfügbarkeit 100%. Es erfolgt eine regelmäßige Freisetzung der Wirksubstanz aus dem Implantat (zirka 120 µg pro Tag, mit leichter Zunahme in den ersten 2 Wochen und dann langsamer Abnahme bis zum Ende der 4. Woche). Mittlere Halbwertzeit der Substanz 4,2 Stunden.

Indikation
Onkologisch: Prostatakarzinom; Mammakarzinom

Dosierung
Implantat 3,6 mg subkutan monatlich
Implantat 10,8 mg subkutan alle 3 Monate
Cave: Durch die Wirkung des „Superagonisten" kann es in der Anfangsphase der Therapie (3–5 Tage) zu einer vermehrten Abgabe von Gonadotropinen aus der Hypophyse kommen. Eine dadurch induzierte Überproduktion von Testosteron kann vorübergehend zu einer verstärkten Symptomatik („Flare-Phänomen") führen. Zur Vermeidung der durch die Testosteronausschüttung möglichen Symptomverschlechterung ist die Kombination mit einem Antiandrogen für die ersten Wochen angeraten.

Nebenwirkungen
In der ersten Therapiephase evtl. Zunahme von Knochenschmerzen oder anderen tumorbedingten Beschwerden. Verminderung der Libido und Potenzverlust. Aufgrund des Testosteronentzuges kommt es oft zu Hitzewallungen mit Schweißausbrüchen.

2.1.4.2 Leuprorelin

LHRH-ähnliches Oligopeptid mit 10 Aminosäuren. Modifikation gegenüber dem physiologischen LHRH an Aminosäuren 6 (D-Leucin) und 10

(Ethylamid). Kastrationswerte des Testosterons werden nach 2–3 Wochen erreicht.

Pharmakokinetik
Nach subkutaner Applikation beträgt die Bioverfügbarkeit 98%. Es erfolgt eine regelmäßige Freisetzung der Wirksubstanz aus dem Implantat (leichte Zunahme in den ersten 2 Wochen und dann langsame Abnahme bis zum Ende der 4. Woche). Mittlere Halbwertzeit der wässrigen Lösung zur täglichen Injektion 2,9 Stunden.

Indikation
Onkologisch: Prostatakarzinom; Mammakarzinom

Dosierung
Injektion 1 mg subkutan täglich
Implantat 3,75 mg subkutan jeden Monat
Implantat 11,25 mg subkutan alle 3 Monate

Cave: Durch die Wirkung des „Superagonisten" kann es in der Anfangsphase der Therapie (3–5 Tage) zu einer vermehrten Abgabe von Gonadotropinen aus der Hypophyse kommen. Eine dadurch induzierte Überproduktion von Testosteron kann vorübergehend zu einer verstärkten Symptomatik („Flare-Phänomen") führen. Zur Vermeidung der durch die Testosteronausschüttung möglichen Symptomverschlechterung ist die Kombination mit einem Antiandrogen für die ersten Wochen angeraten.

Nebenwirkungen
In der ersten Therapiephase evtl. Zunahme von Knochenschmerzen oder anderen tumorbedingten Beschwerden. Verminderung der Libido und Potenzverlust. Aufgrund des Testosteronentzuges kommt es oft zu Hitzewallungen mit Schweißausbrüchen.

2.1.4.3 Buserelin

LHRH-ähnliches Oligopeptid mit 10 Aminosäuren. Modifikation gegenüber dem physiologischen LHRH an Aminosäuren 6 (D-Serin) und 10 (Ethylamid). Kastrationswerte des Testosterons werden nach 2–3 Wochen erreicht.

Pharmakokinetik
Die freie Substanz wird innerhalb von 60 Minuten vollständig enzymatisch abgebaut (Peptidasen in Leber, Niere, anderen Geweben). Die am Rezeptor haftende Substanz wird langsamer enzymatisch abgebaut (Halbwertzeit am Rezeptor 10 Stunden).

Indikation
Onkologisch: Prostatakarzinom

Dosierung
Sprühstoß nasal 0,1 mg bis zu 12 Sprühstößen (i. e. 1,2 mg) täglich
Implantat 6,3 mg subkutan alle 2 Monate
Implantat 9,45 mg subkutan alle 3 Monate
Cave: Durch die Wirkung des „Superagonisten" kann es in der Anfangsphase der Therapie (3–5 Tage) zu einer vermehrten Abgabe von Gonadotropinen aus der Hypophyse kommen. Eine dadurch induzierte Überproduktion von Testosteron kann vorübergehend zu einer verstärkten Symptomatik („Flare-Phänomen") führen. Zur Vermeidung der durch die Testosteronausschüttung möglichen Symptomverschlechterung ist die Kombination mit einem Antiandrogen für die ersten Wochen angeraten.

Nebenwirkungen
In der ersten Therapiephase evtl. Zunahme von Knochenschmerzen oder anderen tumorbedingten Beschwerden. Verminderung der Libido und Potenzverlust. Aufgrund des Testosteronentzuges kommt es oft zu Hitzewallungen mit Schweißausbrüchen.

2.1.5 Adrenale Androgeninibitoren

Ca. 10% des zirkulierenden Androgens werden von den Nebennieren sezerniert. Auch im androgenunabhängigen Status bleiben einige Tumorzellen empfindlich für Androgene, so dass ein weiteres Absenken des Androgenspiegels durch Ausschalten der Nebennierenandrogene ein klinisches Ansprechen zeigen kann. Aminogluthetimid, Ketoconazol und Corticosteroide wirken über diesen Mechanismus. Neben der Androgenbiosynthese wird auch die Synthese von Gluco- und Mineralocorticoiden in der Nebenniere gehemmt („medikamentöse Adrenalektomie", Symptome der Nebennierenrindeninsuffizienz).

2.1.5.1 Aminoglutethimid

Pharmakokinetik
Die Bioverfügbarkeit nach oraler Gabe ist gut (zirka 75%). Die Plasmaeiweißbindung beträgt zirka 25%. Aminoglutethimid wird in der Leber metabolisiert. Hauptmetabolit ist N-Acetylaminoglutethimid. Unverändertes Aminoglutethimid (50%) und seine Metaboliten (25% als N-Acethylaminoglutethimid) werden über die Nieren ausgeschieden. Die Halbwertzeit beträgt 13 Stunden nach einmaliger Gabe und sinkt infolge einer Enzyminduktion auf 7 Stunden nach 6-wöchiger Behandlung.

Indikation
Onkologisch: Prostatakarzinom; Mammakarzinom

Dosierung
2–4×250 mg/d

Nebenwirkungen
Müdigkeit, Benommenheit, Verwirrtheit, innere Unruhe, depressive Verstimmung, Adynamie, Durchschlafstörungen, Nausea, Erbrechen, Obstipation, Diarrhö, selten: Schwindel, Kopfschmerzen, Anorexie, Hyponatriämie, Hypotonie

2.1.5.2 Ketoconazol

Pharmakokinetik
Die Bioverfügbarkeit nach oraler Gabe ist gut (zirka 75%). Die Plasmaeiweißbindung beträgt zirka 95%. Ketoconazol wird vorwiegend in der Leber zu zirka 30 unwirksamen Metaboliten metabolisiert. Unverändertes Ketoconazol (zirka 13%) und seine Metaboliten werden in 20–65% über die Galle und nur in 2–4% über die Nieren ausgeschieden. Die Halbwertzeit beträgt zirka 10 Stunden.

Indikation
Onkologisch: Prostatakarzinom

Dosierung
200–400 mg/d oral

Nebenwirkungen
Am häufigsten sind gastrointestinale Nebenwirkungen: Dyspepsie, Übelkeit, Bauchschmerzen, Diarrhö; weniger häufig sind Kopfschmerzen, ein Anstieg der Leberenzyme, Menstruationsstörungen, Schwindel, Photophobie, Parästhesien und allergische Reaktionen.

2.1.6 Estrogene

Prostatakarzinomzellen exprimieren auch Estrogenrezeptoren, die im Tiermodell nach Androgenablation heraufreguliert sind. Kritisch anzumerken ist dabei, dass Estrogene in vitro einen mutierten Androgenrezeptor, der aus hormonunabhängigen Prostatakarzinomzellen isoliert wurde, aktivieren konnten. Die hochdosierte Estrogengabe zur PCA-Therapie ist seit langer Zeit bekannt. Diskutiert wird hierbei ein direkter zytotoxischer Effekt der Estrogene auf die Prostatazelle über einen mitotischen Arrest.

Durch negatives Feedback an der Hypophyse kommt es zum Absinken der LH-Serumspiegel und folglich auch der Testosteron-Spiegel. Zur Wirksamkeit trägt eine Erhöhung der Konzentration von sexualhormonbindendem Globulin (SHGB) und damit eine Abnahme weniger frei vorliegenden Hormonwirkformen bei.

2.1.6.1 Fosfestrol

Pharmakokinetik
Fosfestrol (Diethylstilbestrol-diphosphat) ist ein nichtsteroidales synthetisches Estrogen aus der Reihe der phosphorylierten Stilbene. Durch enzymatische Abspaltung der Phosphatgruppen durch saure und alkalische Phosphatasen im Plasma und an der Oberfläche von Prostatakarzinomzellen entsteht die aktive Substanz Diethylstilbestrol (DES). Die Proteinbindung der Muttersubstanz beträgt über 95%. Auch der Phosphorsäuremonoester und das freie Diethylstilbestrol binden rasch an Eiweiß, vor allem Albumin. 30–40% des freien Diethylstilbestrol werden von Erythrozyten aufgenommen bzw. anderen Membranen fixiert.

Die Halbwertzeit des Monophosphats beträgt 30 Minuten, die des freien DES 80 Minuten. Die Metabolisierung erfolgt partiell schon bei der Resorption in der Darmwand oder in der Leber zu Glucuronid bzw. Sulfat. Es erfolgt eine biliäre Ausscheidung mit enterohepatischem Kreislauf. Die Elimination erfolgt über die Fäzes und z. T über die Nieren (vor allem die Glucuronide).

Indikation
Onkologisch: Prostatakarzinom

Dosierung
Initial 1200 mg langsam i. v. über 10 Tage oder 9–12 Tabl. pro 120 mg täglich. Für die Dauerbehandlung werden 3×1–2 Tabl. täglich verabreicht.
Cave: Dosisreduktion um 50% bei Patienten mit eingeschränkter Nieren- und Leberfunktion.

Nebenwirkungen
Vorübergehend Brennen, Jucken und Schmerzen in der Anogenitalregion. Transienter Anstieg der Transaminasen und des Bilirubins. Verstärkung einer latenten oder manifesten Herzinsuffizienz oder Flüssigkeitsretention. Zusätzlich bei hohen Dosen Übelkeit, Erbrechen und Gewichtszunahme.

Seit August 2002 ist Fosfestrol auf dem deutschen Markt nicht mehr erhältlich.

2.1.6.2 Ethinylestradiol

Pharmakokinetik
Ethinylestradiol ist ein synthetisches Estrogen; ein Propansulfonat-Derivat des Ethinylestradiols. Es wird als „Pro Drug" im Fettgewebe gespeichert und in der Wirkform Ethinylestradiol langsam freigesetzt.

Nach oraler Gabe maximale Plasmakonzentrationen nach 1–6 Stunden erreicht. Die Bioverfügbarkeit beträgt 75%, die Halbwertzeit 70–76 Stunden.

Die Elimination erfolgt über die Fäzes (zirka 60% in 8 Tagen).

Indikation
Onkologisch: Prostatakarzinom

Dosierung
1–2 mg p. o. einmal die Woche.
Cave: Dosisreduktion um 50% bei Patienten mit eingeschränkter Nieren- und Leberfunktion.

Nebenwirkungen
Vorübergehend Brennen, Jucken und Schmerzen in der Anogenitalregion. Transienter Anstieg der Transaminasen und des Bilirubins. Verstärkung einer latenten oder manifesten Herzinsuffizienz oder Flüssigkeitsretention. Zusätzlich bei hohen Dosen Übelkeit, Erbrechen und Gewichtszunahme.

2.1.6.3 Polyestradiolphosphat

Pharmakokinetik
Das Polyestradiolphosphat ist ein polymerer Phosphorsäureester des Estradiols. Die enzymatische Freisetzung von 17-β-Estradiol erfolgt langsam. Die zelluläre Testosteronaufnahme und die 5-α-Reduktase werden gehemmt und die periphere Aktivierung von Testosteron zu 5-α-Dihydrotestosteron (DHT). Die Bindung von DHT an den Rezeptorkomplex sowie die DNS-Polymerase werden gehemmt. Nach i. m. Injektion werden 2–3 Wochen lang Wirkspiegel aufrechterhalten. Innerhalb von 20 Tagen fällt der Testosteronspiegel auf Kastrationswerte ab. Die Halbwertzeit ist sehr schwankend und beträgt zirka 4 Tage.

Indikation
Onkologisch: Prostatakarzinom

Dosierung
intramuskulär 80–160 mg alle 4 Wochen für 2–3 Monate, dann Dauertherapie mit 40–80 mg 1 mal monatlich.
Cave: Besondere Überwachung von Patienten mit kardiovaskulärer Vorerkrankung, die Leberwerte sollten kontrolliert werden. Kontraindiziert bei schweren Leberfunktionsstörungen, aktiver Thrombophlebitis, Thrombembolien, Sichelzellanämien und Fettstoffwechselstörungen.

Nebenwirkungen
Ausbildung einer Gynäkomastie, Feminisierung. Libido- und Potenzstörungen. Psychische Alteration. Gewichtszunahme. Natrium- und Wasserretention. Transienter Anstieg der Transaminasen und des Bilirubins. Verstärkung einer latenten oder manifesten Herzinsuffizienz oder Flüssigkeitsretention.

2.2 Zytostatika beim hormonrefraktären Prostatakarzinom

Spricht ein PCA nicht mehr auf eine Hormontherapie an, kommen Zytostatika respektive zytostatische Arzneistoffe zum Einsatz. Wirkmechanismen und Stoffklassenzugehörigkeit der Zytostatika stehen im engen Zusammenhang. Daher hat sich die Zusammenfassung von Zytostatika in den folgenden Gruppen als zweckmäßig erwiesen.

1. Alkylantien
2. Antibiotika
3. Antimetaboliten
4. Alkaloide
5. andere Stoffklassen

Nicht alle vorgestellten Substanzen sind für die Indikation Prostatakarzinom zugelassen. Bei diesen Arzneistoffen handelt es sich dann um einen „off-label-use".

2.2.1 Alkylantien

Als Alkylantien bezeichnet man eine Gruppe von Arzneistoffen, die die Zellteilung und damit das Tumorwachstum durch Alkylierung der DNA hemmen. Es handelt sich um eine chemisch inhomogene Klasse von Substanzen mit stark reaktiven Alkylgruppen, die besonders leicht mit Phosphatgruppen (z. B. der DNA) oder Carbonylgruppen (z. B. der Proteine) reagieren und über eine Molekülvernetzung eine Inaktivierung der Makromoleküle bewirken. Alkylantien zerstören die DNA-Struktur und heben damit die Replikationsfähigkeit der Zelle auf. Sie schädigen insbesondere proliferierende Zellen durch Vernetzung der DNA-Doppelstränge. Aufgrund der Anzahl ihrer reaktiven Gruppen werden Alkylantien in mono-, bi- und polyfunktionelle Alkylantien unterteilt. Die wichtigsten antineoplastischen Substanzen dieser Gruppe sind bifunktionell und vernetzen mit ihren beiden funktionellen Gruppen DNA-Doppelstränge (Interstrand-crosslinks) oder bilden Brücken innerhalb eines DNA-Strangs (Intra-crosslinks). Sie stören dadurch DNA-Replikation, RNS- und Proteinsynthese und bewirken den Zelltod. Alkylierende Substanzen wirken in allen Phasen des Zellzyklus, wobei die G1-, die S- und die G2-Phase besonders empfindlich sind. Im Folgenden werden die wichtigsten vorgestellt, die beim Prostatakarzinom eingesetzt werden

(Cyclophosphamid, Estramustin und die Platinkomplexe Cisplatin und Carboplatin).

2.2.1.1 Cyclophosphamid

Wirkungsmechanismus
Cyclophosphamid wird der Gruppe der bifunktionellen Alkylantien zugerechnet. Es führt zur DNA- und RNA-Alkylierung, zu DNA-Strangbrüchen und einer Hemmung der DNA-Synthese. Es wirkt am stärksten auf Zellen in der S-Phase.

Pharmakokinetik
Die orale Bioverfügbarkeit beträgt 90–100%, die Halbwertzeit 4–8 Stunden. Es erfolgt eine hepatische Hydroxylierung zu 4-OH-Cyclophosphamid durch eine Cytochrom-haltige Monooxygenase. Im Plasma und Gewebe wird aus Hydroxycyclophosphamid der aktive Metabolit N-Lost-Phosphorsäurediamid. Hepatisch erfolgt dagegen ein Abbau zum inaktiven Metaboliten Carboxyphosphamid. Im Rahmen der Aktivierung von Cyclophosphamid wird das nephrotoxische Acrolein abgespalten.

Aktive und inaktive Metaboliten werden über die Niere ausgeschieden; Cyclophosphamid ist dialysierbar.

Indikationen
Leukämien, Lymphome, solide Tumoren, zur Immunosuppression

Dosierungen
Standarddosis: 500–1000 mg/m^2; Dauertherapie p. o. 50–200 mg/m^2/d. Eine Maximaldosis ist nicht definiert.

Nebenwirkungen
Die Myelosuppression ist dosislimitierend. Der Tiefpunkt der Leukopenie tritt 8–14 Tage nach Applikation ein, ferner kommt es zu einer Thrombopenie. Kardiale und pumonale sowie nervale Nebenwirkungen sind selten und treten besonders bei Hochdosistherapie auf. Häufige Störungen von Seiten des Gastrointestinaltraktes sind vor allem Übelkeit, Erbrechen, Mukositis, Stomatitis und Appetitlosigkeit. Es kommt zu einem transienten Transaminasenanstieg und selten zu einer Cholestase. Dosislimitierend sind die ausgeprägten urologischen Nebenwirkungen (i. e. hämorrhagische Zystitis, selten Blasenfibrose und Nierenfunktions-

störungen), denen durch eine lokoregionale Detoxifikation von Acrolein mit Natrium-2-mercaptoethansulfonsäure (Mesna) vorgebeugt werden kann. Neben einer Alopezie tritt selten eine Dermatitis auf.

Kontraindikationen
Neben schweren Leber- und Nierenfunktionsstörungen, akute Infekte sowie eine Zystitis und Harnabflussstörungen.

2.2.1.2 Estramustinphosphat

Estramustinphosphat ist ein stabiles Konjugat aus Estradiol und dem Alkylans Nor-Stickstoff-Lost, die über eine Carbaminsäure miteinander verbunden sind. Ferner ist die Hydroxylgruppe an C-17 mit Phosphorsäure verestert.

Wirkmechanismus
Estramustin bewirkt eine Depolymerisation der zytoplasmatischen Mikrotubuli und Mikrofilamente und bindet an die Mikrotubuli assoziierten Proteine. Es hat eine estrogenartige Wirkung und einen antigonadotropen Effekt. Zusätzlich führt es zu einer DNA- und RNA-Alkylierung.

Pharmakokinetik
Die orale Bioverfügbarkeit beträgt 75%, wobei die Resorption durch calciumreiche Nahrungsmittel gehemmt wird. Initial sinken die Plasmaspiegel rasch, die terminale Halbwertzeit beträgt aber 20–24 Stunden. Im Gastrointestinaltrakt, in der Leber sowie der Prostata erfolgt eine Dephosphorylierung. Auch die Carbamidbindung wird gespalten und der Estrogenanteil und das bifunktionale Alkylans freigesetzt. Es erfolgt eine biliäre und geringe renale Ausscheidung der Metaboliten.

Indikation
Prostatakarzinom

Dosierung
Standarddosis: 3×280 mg/d p.o.; nach 4 Wochen Reduktion auf 2×280 mg/d. Eine Maximaldosis ist nicht definiert.

Nebenwirkungen
Im Knochenmark kommt es selten zu einer mäßiggradigen Myelosuppression. Kardiovaskuläre Störungen treten bei 10–25% der Patienten auf: Phlebitiden, Thrombembolien, Ischämien, Herzinsuffizienz. Gastrointestinal kommt es zu Übelkeit und Erbrechen, Appetitlosigkeit und Diarrhöe. Ausdruck einer Leberschädigung ist ein transienter Transaminasenanstieg. Allergische Reaktionen, Hautreizungen und Pruritus werden beobachtet. Bei paravasaler Injektion besteht eine lokale Gewebetoxizität.

Die Gynäkomastie kann durch eine prophylaktische Bestrahlung der Mamillen vor Therapiebeginn verhindert werden. Es kommt zu einem Libido- und Potenzverlust sowie Missempfindungen im Perineum.

Kontraindikationen
Neben Thromboseneigung, thrombembolischen Ereignissen und kardiovaskulären Erkrankungen vor allem Leberfunktionstörungen, gastrointestinale Ulzera sowie ein Zoster.

2.2.1.3 Platinverbindungen

Cisplatin ist der erste Schwermetallkomplex mit antineoplastischer Wirkung. Sowohl Cisplatin als auch Carboplatin bzw. deren Aktivierungsprodukte wirken durch eine Reaktion mit der zellulären DNA zytotoxisch. Es kommt zum Zelltod infolge einer Verknüpfung von Nukleinsäurebasen innerhalb eines DNA-Strangs, in deren Folge die DNA, RNS und Proteinsynthese gestört werden. Die zytostatische Wirkung ist phasenunspezifisch.

Pharmakokinetik
Es erfolgt eine rasche z. T. kovalente und daher irreversible Bindung an Plasmaproteine (mehr als 90% in 4 Stunden). Die Plasmaspiegel fallen zunächst rasch, die terminale Halbwertzeit liegt bei 60–70 Stunden. Ausgangsverbindung und Metaboliten werden zu 90% renal sowie in geringem Umfang biliär (10%) ausgeschieden.

Indikation
Solide Tumoren

Dosierung

Cisplatin

Einzeldosis: 50–120 mg/m^2 pro Zyklus; Maximaldosis zirka 500 mg/m^2, Gefahr der Kumulation.

Carboplatin

Einzeldosis: 300–400 mg/m^2, besser nach der „Fläche unter der Kurve" nach der Calvert (AUC: area under the curve, d. h. das Integral der Blutspiegelkurve eines Pharmakons). Eine Maximaldosis ist nicht definiert.
Cave: Keine Kombination mit nephrotoxischen Substanzen, keine Gabe von Schleifendiuretika. Ausreichende Flüssigkeitssubstitution.
Vor Therapie: Kontrolle von Blutbild, Elektrolyte, Leber- und Nierenfunktionsparametern (Kreatinin-Clearance); ggf. Audiometrie. Eine Flüssigkeitsgabe von 1000–2000 ml sowie eine osmotische Diurese sind anzustreben.

Nebenwirkungen

Die unerwünschten toxischen Wirkungen entsprechen den typischen Intoxikationszeichen von Schwermetallen.

Cisplatin

Es findet sich eine Myelosuppression mit Leuko- und Thrombopenie, kardiale Nebenwirkungen wie Herzrhythmusstörungen und Herzinsuffizienz sind selten. Es kann zu starker Übelkeit und prolongiertem Erbrechen sowie Mukositis, Diarrhö und Enteritis sowie einer transienten Leberenzymerhöhung kommen. Die kumulativen nephrologischen Nebenwirkungen mit Tubulusschädigung sind dosislimitierend; Elektrolytveränderungen (Ca^{2+}-↓, Mg^{2+}-, K^+-, Na^+-Verluste). An der Haut treten Alopezie, Dermatitis und allergische Reaktionen auf.

Kumulative periphere neurologische Nebenwirkungen und otologische Nebenwirkungen (ab einer Gesamtdosis über 100 mg/m^2) sind dosislimitierend. Selten kommt es zu einer fokalen Enzephalopathie, Sehstörungen, Optikusneuritis und Schwindel.

Carboplatin
Es unterscheidet sich in seiner Nebenwirkungen von Cisplatin weniger durch die Art der Nebenwirkungen als durch ihren Schweregrad. Die Myelosuppression ist ausgeprägter und protrahierter.

Kontraindikationen
Nierenfunktionsstörungen (GFR<80 ml/min), Exsikkose, vorbestehende Hörstörungen, akute Infekte

2.2.2 Antibiotika mit zytostatischer Wirkung

Einzelne Antibiotika sind auch hochwirksame Zytostatika. Sie lagern sich zwischen den Basenpaaren der doppelsträngigen DNA (Interkalation) und verhindern dadurch die Chromosomenverdopplung und Zellteilung. Zu ihnen gehören: Doxorubicin, Epirubicin, Mitomycin C und Mitoxantron.

2.2.2.1 Doxorubicin (Adriamycin)

Wirkmechanismus
Doxorubicin interkaliert in bestimmte Areale der DNA und beeinträchtigt durch Distorsion der DNA-Doppelhelix ihre Matrizenfunktion. Darüber hinaus werden hochreaktive freie Sauerstoffradikale freigesetzt, die mit Bestandteilen der Zellmembranen reagieren. Ferner hemmt Doxorubicin die Topoisomerase II. Es wirkt spezifisch in der S-/G2-Phase.

Pharmakokinetik
Die Plasmaproteinbindung beträgt 70%; es kommt zu einer hohen Gewebsbindung mit intranukleärer Retention. Die Plasmaspiegel sinken triphasisch mit einer terminalen Halbwertzeit von 21–90 Stunden.

Doxorubicin wird in der Leber durch Aldoketoreduktasen zu Doxorubicinol und eine Aglykonbildung biotransformiert und zu 90% biliär und in weniger als 10% renal ausgeschieden.

Indikation
Solide Tumoren und maligne Lymphome

Dosierung
Einzeldosis: 40–75 mg/m^2 alle 3–4 Wochen oder wöchentlich 10–20 mg/m^2. Gesamtdosis zirka 500 mg/m^2.
Cave: nach einer kumulativen Gabe von 450–500 mg/m^2 besteht ein erhöhtes Risiko der Kardiotoxizität
Vor Therapie: Kontrolle von Blutbild, Leber- und Nierenfunktionsparametern sowie kardiale Abklärung.

Nebenwirkungen
Dosislimittierend sind eine ausgeprägte Myelosuppression (Leukozytennadir am 10. –15. Tag, Normalisierung am 21. Tag) und eine kumulative akute und chronische Kardiotoxizität. Gastrointestinal werden Übelkeit, Erbrechen, Mukositis, Stomatitis sowie selten Diarrhö beobachtet. Ferner kann es zu einer Urtikaria, Alopezie und einem Rezidiv einer frühen Strahlendermatitis sowie selten zu einer Hyperpigmentierung kommen. Als weitere Nebenwirkung ist Infertilität zu nennen.

Kontraindikationen
Kardiale Erkrankungen wie Arrhythmien, Myokardinfarkt, koronare Herzerkrankung, Herzinsuffizienz, schwere Leberfunktionsstörungen sowie akute Infekte.

2.2.2.2 Epirubicin

Epirubicin ist ein weiteres antineoplastisches Glykosid-Antibiotikum und zwar ein Epimer des Doxorubicin.

Wirkmechanismus
Siehe Doxorubicin

Pharmakokinetik
Die Plasmaspiegel fallen triphasisch, die terminale Halbwertzeit beträgt 18–45 Stunden. Hepatischer Abbau durch Aldoketoreduktasen zum Metaboliten Epirubicinol und schnelle Glucuronidierung. Die Ausscheidung erfolgt hauptsächlich biliär (90%) und nur zu einem geringen Umfang renal (<10%).

Indikation
Solide Tumoren, maligne Lymphome.

Dosierung

Standarddosis: 40–80 mg/m^2 alle 3–4 Wochen oder wöchentlich: 15–30 mg/m^2

Cave: bei kumulativer Gabe von 900–1000 mg/m^2 steigt das Risiko der Kardiotoxizität

Vor Therapie: Kontrolle von Blutbild, Leber- und Nierenfunktionsparametern (Kreatinin-Clearance) sowie kardiale Abklärung (bei Risikofaktoren Echokardiographie/Radionuklid-Ventrikulographie).

Nebenwirkungen

Dosislimitierend ist die starke Myelosuppression, insbesondere Leuko- und Thrombopenien. Die Kardiotoxizität ist geringer als bei Doxorubicin. Übelkeit, Erbrechen und Mukositis sowie selten Diarrhö sind weitere Nebenwirkungen ebenso wie Exanthem, Urtikaria, Rezidiv einer früheren Strahlendermatitis und selten Hyperpigmentierung. Die Alopezie ist von geringerer Bedeutung als bei Doxorubicin.

Kontraindikationen

Schwere kardiale Erkrankungen (Arrhythmien, Myokardinfarkt, koronare Herzkrankheit, Herzinsuffizienz) sowie schwere Leberfunktionsstörungen.

2.2.2.3 Mitomycin C

Wirkmechanismus

Eine Alkylierung der DNA (Aziridinstruktur) beeinträchtigt die DNA-Synthese. Es kommt ferner zur Bildung freier Radikale, die zu DNA-Strangbrüchen führen. Mitomycin wirkt spezifisch in der G1/S-Phase.

Mitomycin-C-resistente Tumore sind auch weitgehend resistent gegenüber Alkylantien, während bei einer Resistenz gegenüber Alkylantien die Tumore auf Mitomycin C ansprechen können.

Pharmakokinetik

Die terminale Halbwertzeit 50 Minuten.

Mitomycin wird hepatisch zu inaktiven Metaboliten abgebaut. Ausgangssubstanz (25%) und Metaboliten werden renal ausgeschieden.

Indikation
Solide Tumore (insbesondere Adenokarzinome, Kopf-Halstumore), chronisch myeloische Leukämie.
Topisch: Instillation bei Blasenkarzinom.

Dosierung
Einzeldosis: 10–20 mg/m^2; Maximaldosis zirka 100 mg/m^2
Vor Therapie: Kontrolle von Blutbild, Leber- und Nierenfunktionsparametern (Kreatinin-Clearance) sowie kardio-pulmonale Abklärung.

Nebenwirkungen
Dosislimitierend ist die kumulative Myelosuppression, die häufig zu schweren und prolongierten Leuko- und Thrombopenien führt. Kardiale Nebenwirkungen sind selten. Pulmonal tritt eine Pneumonitis und Fibrose bei bis zu 10% der Patienten auf. Gastrointestinal werden mäßiggradige Übelkeit, Erbrechen, Appetitlosigkeit und Mukositis beobachtet. Leber und Nierenfunktionsstörungen sind eher selten. An der Haut werden Alopezie, Erytheme und eine Photosensibilität beobachtet.

Kontraindikationen
Schwere Leber- und Nierenfunktionsstörungen sowie vorbestehende kardiale oder pulmonale Erkrankungen.

2.2.2.4 Mitoxantron

Mitoxantron ist ein Dihydroxyacendion-Derivat.

Wirkmechanismus
Interkalation in die DNA und Hemmung der DNA- und RNA-Synthese. Hemmung der Topoisomerase II und.. Radikalbildung. Blockierung des Zellzyklus in der G2-Phase und Induktion von Apoptose. Hemmung der Angiogenese.

Pharmakokinetik
Aktivierung durch Cytochrom-P-450 abhängige Monooxygenasen. Starke Bindung in praktisch allen Geweben. Nur langsame Rückdiffusion in das Gewebe.

In der Leber Oxidation der Seitenketten zu Mono- und Dicarboxylsäure. Kopplung an Glutathion bzw. Glucuronidierung. Mitoxantron und seine Metaboliten werden hauptsächlich über die Galle und nur wenig über die Nieren eliminiert.

Indikation
Chronisch-myeloische Leukämie, Non-Hodgkin-Lymphom, Mammakarzinom, Prostatakarzinom

Dosierung
Standarddosis bei soliden Tumoren: 12–14 mg/m²/d alle 3 Wochen
Cave: kumulative Schwellendosis 160 mg/m² (erhöhtes Risiko der KardioNebenwirkungen)
Vor Therapie: Kontrolle von Blutbild, Leber- und Nierenfunktionsparametern (Kreatinin-Clearance) sowie kardiale Abklärung (bei Risikofaktoren Echokardiographie/ Radionuklid-Ventrikulographie).

Nebenwirkungen
Dosislimitierend ist die kumulative Myelosuppression, insbesondere die Leukopenie. Chronische Kardiotoxizität mit Kardiomyopathien und Herzinsuffizienz treten seltener auf als bei Doxorubicin. Mäßiggradige Übelkeit, Erbrechen und Mukositis sowie selten gastrointestinale Blutung sind weitere Komplikationen. Es kann zu einer transienten Transaminasenerhöhung (selten mit einer Cholestase) sowie einer transienten Nierenfunktionsstörung kommen. Mäßiggradige Alopezie, allergische Reaktionen, Dermatitis, Pruritus und bläuliche Verfärbung von Skleren, Fingernägeln, Injektionsstelle und Urin, die sich nach 48 Stunden normalisiert, sind ebenfalls beschrieben.

Kontraindikationen
Schwere Leber- und Nierenfunktionsstörungen sowie vorbestehende kardiale Erkrankungen und Myokardschädigung. Vorangegangene Applikation von Anthrazyklinen in der kumulativen Höchstdosis sowie akute Infekte sind weitere Gegenanzeigen für Mitoxantron.

2.2.3 Antimetaboliten

Antimetaboliten stören den Zellstoffwechsel, indem sie bestimmte Schlüsselenzyme hemmen, die für die DNA und die Proteinsynthese erforderlich sind. Antimetaboliten besitzen eine große strukturelle Ähnlichkeit mit Intermediärprodukten des Zellstoffwechsels. In der Krebstherapie eingesetzte Antimetaboliten beeinflussen insbesondere die Nukleinsäuresynthese (DNA, RNA) und hemmen sie auf verschiedenen Stufen.

Beim Prostatakarzinom werden eingesetzt Methotrexat und 5-Fluorouracil eingesetzt.

2.2.3.1 Methotrexat

Die Aktivität der Dihydrofolatreduktase wird durch die hohe Affinität von Methotrexat für das Enzym gehemmt. Dadurch wird Folsäure nicht zu Tetrahydrofolsäure metabolisiert und die weitere Umwandlung des Desoxyuridyl-5-Monophosphates zu Thymidinphosphat wird blockiert, was letztlich zu einer Störung der DNA-Synthese führt. Die zytostatische Wirkung des Methotrexats kann durch Folinsäure (Formyl-tetrahydrofolsäure) aufgehoben werden. Dieser Effekt wird klinisch im Rahmen des Rescue-Verfahrens genutzt, in dem nach Hochdosis-Methotrexat-Therapie Folinsäure appliziert wird. Methotrexat wirkt spezifisch in der S-Phase.

Pharmakokinetik
Die Plasmaproteinbindung beträgt 50–70%; die terminale Halbwertzeit 8–10 Stunden. Es kann zu einer Retention des Arzneistoffs in einem Pleuraerguss oder Aszites kommen, wodurch die Elimination verzögert wird und die Toxizität deutlich ansteigt.

Es erfolgt eine hepatische Inaktivierung durch Hydroxylierung, Methotrexat und seine Metaboliten werden renal ausgeschieden.

Indikation
Solide Tumore, Leukämien, Lymphome, Immunsuppression

Dosierung
Einzeldosis 40–60 mg/m^2; maximal 20 g als Einzeldosis. Keine kumulative Maximaldosierung.
Vor Therapie: Kontrolle von Blutbild, Leber- und Nierenfunktionsparametern (Kreatinin-Clearance) sowie Ausschluss eines „Dritten Raumes“ (Pleuraerguss, Aszites). Neben eine Flüssigkeitssubstitution ist eine Alkalisierung (Urin-pH>7) wesentlich.

Nebenwirkungen
Die hämatologischen Nebenwirkungen sind ebenso wie die ausgeprägten Schleimhautnebenwirkungen dosislimitierend. Gastrointestinale Nebenwirkungen sind eine mäßiggradige Übelkeit, Erbrechen, Diarrhö und Blutungen. Ein Transaminasenanstieg sowie akute und chronische Leberfunktionsstörungen können auftreten. Eine dosislimitierende Tubulusschädigung findet sich insbesondere bei saurem Urin-pH. Als dermatologische Nebenwirkungen sind Dermatitis, Exanthem, Pruritus und selten Alopezie beschrieben. Zudem kann es zu einer reversiblen akuten Enzephalopathie mit Gefahr der Leukoenzephalopathie kommen.

Kontraindikationen
Pleuraerguss, Aszites. Nierenfunktionsstörung mit Kreatinin-Clearance <60 ml/min; schwere Leberfunktionsstörungen und gastrointestinale Ulzera.

2.2.3.2 5-Fluorouracil

5-Fluorouracil wird anstelle von Uracil in die RNA eingebaut, ein weiterer metabolischer Weg besteht in der Umwandlung in 5-Fluor-2-desoxyuridin-5-monophosphat, welches das Enzym Thymidilatsynthetase hemmt. 5-FU wirkt spezifisch in der S-Phase.

Pharmakokinetik
Die terminale Halbwertzeit liegt bei 5 Stunden. Der Abbau erfolgt in der Leber und der Darmmukosa durch die Dihydropyrimidindehydrogenase. 5-FU wird zu 90% metabolisch und zu 10% renal eliminiert.

Indikation
Solide Tumore, gastrointestinale Karzinome, Mammakarzinom

Dosierung
Einzeldosis 250–300 mg/m^2. Eine Maximaldosis ist nicht definiert.
Vor Therapie: Kontrolle von Blutbild, Leber- und Nierenfunktionsparametern

Nebenwirkungen
Dosislimitierend ist die Myelosuppression vor allem bei Bolusgabe. Selten findet man eine akute Kardiotoxizität mit Arrhythmien und Ischä-

miezeichen. Gastrointestinal treten neben Übelkeit, Erbrechen, Appetitlosigkeit z. T. schwere Mukositiden und Diarrhöen auf, die ebenfalls dosislimitierend sind. Es kann zu einer Konjunktivitis, Dermatitis, Erythem, Palmar- und Plantarveränderungen, Pigmentstörungen und Alopezie kommen. Selten werden zentralnervöse Veränderungen (Somnolenz, Verwirrtheit) sowie reversible zerebelläre
Störungen (Ataxie, Müdigkeit, Sprachstörungen) beobachtet.

Kontraindikationen
Schwere Leberfunktionsstörung sowie eine vorbestehende Stomatitis und Diarrhö.

2.2.4 Alkaloide und andere pflanzliche Inhaltsstoffe

Hierzu gehören die Vinca-Alkaloide sowie die Podophyllotoxine Etoposid und Teniposid. Etwa 30 zytostatisch wirkende Alkaloide kommen in der Pflanze Vinca rosea vor. Es handelt sich hierbei um Kernspindelgifte, die in der Metaphase der Zellteilung zur Mitosehemmung führen. Sie binden an Tubulin und blockieren so dessen Polymerisation zu Mikrotubuli, die ein wesentlicher Bestandteil des Spindelapparates sind.

2.2.4.1 Vinblastin

Wirkmechanismus
Vinblastin wird aktiv in die Zelle transportiert und hemmt den Zellzyklus, besonders in der Metaphase der Mitose.

Pharmakokinetik
Initial fallen die Plasmaspiegel rasch, die terminale Halbwertzeit von Vinblastin beträgt 20–64 Stunden. Die Metabolisierung erfolgt über Cytochrom-P450 abhängige Monooxygenasen. Vinblastin wird gering renal, hauptsächlich aber biliär ausgeschieden.

Indikation
Lymphome, solide Tumore (z. B. Hodentumoren, Chorionkarzinom, Mammakarzinom)

Dosierung
Einzeldosis in der Kombinationstherapie: 6 mg/m^2. Maximaldosis erreicht bei manifester neurologischer Nebenwirkungen.
Vor Therapie: Kontrolle von Blutbild, Leber- und Nierenfunktionsparametern
Cave: Regelmäßige neurologische Untersuchungen sind aufgrund der kumulativen Neurotoxizität erforderlich, die durch Cisplatin und Etoposid verstärkt wird. Ferner bedarf es einer Obstipationsprophylaxe. Opiate erhöhen die Ileusgefahr.

Nebenwirkungen
Dosislimitierend ist die deutliche Myelosuppression, insbesondere die Neutropenie. Kardiovaskuläre Störungen wie Hypertonie und Hypotonie sind beschrieben worden. Es kann zur Ausbildung einer akuten interstitiellen Pneumonitis und bei kombinierter Gabe mit Mitomycin C zu einem Bronchospasmus kommen. Gastrointestinale Nebenwirkungen sind eher selten und treten in Form von Übelkeit, Erbrechen, Mukositiden, Diarrhoen, Obstipation, Darmkrämpfen sowie gastrointestinalen Blutungen auf. An der Haut werden mäßiggradige Alopezie, Erythem, Exanthem und Photosensitivität beobachtet. Eine kumulative mäßiggradige Neurotoxizität, die sich zumeist in Parästhesien und selten in motorischen Störungen äußert, ist beschrieben.

Kontraindikationen
Leberfunktionsstörungen, manifeste Neuropathien, akute Infekte

2.2.4.2 Etoposid

Etoposid hemmt wie Doxorubicin (s. 2.2.2.1) die Topoisomerase II. Dies führt zu DNA-Strangbrüchen und letztendlich zu einem Mitosearrest in der G2- und S- Phase.

Pharmakokinetik
Die orale Bioverfügbarkeit beträgt 30–100%. Die terminale Halbwertzeit liegt bei 4–11 Stunden. Etoposid wird in der Leber durch Demethylierung, Lactonringöffnung und Glucuronidierung) metabolisiert. Die Ausgangsverbindung (10–30%) und Metaboliten (70–90%) werden bevorzugt renal, daneben biliär ausgeschieden.

Indikation
Lymphome, akute myeloische Leukämie, solide Tumore

Dosierung
Standarddosis p. o.: 50–300 mg/m^2 täglich als Dauertherapie. Eine Maximaldosis ist nicht definiert
Cave: Calciumkanalblocker können die Zytotoxizität von Etoposid erhöhen
Vor Therapie: Kontrolle von Blutbild, Leber- und Nierenfunktionsparametern

Nebenwirkungen
Dosislimitierend ist die Myelosuppression insbesondere die Neutropenie. Arrhythmien, Ischämien und Hypotonien sind eher selten. Neben Übelkeit und Erbrechen treten gelegentlich Mukositis, Dysphagien und Darmmotilitätsstörungen, ferner eine transiente Transaminasenerhöhung auf. Neben einer mäßiggradigen Alopezie sind Erythem, Hyperpigmentierung und allergische Reaktionen seltene Begleiterscheinungen.

Kontraindikationen
Schwere Leber- und Nierenfunktionsstörungen, vorbestehende kardiale Erkrankungen (insbesondere koronare Herzkrankheit) sowie vorbestehende neurologische Störungen.

2.2.5 Taxane

Zu den Taxanen gehören der seit 1994 zur Behandlung metastasierender Ovarialkarzinome zugelassene Eibeninhaltsstoff Paclitaxel sowie das im Jahre 1995 zur Behandlung des metastasierenden Mammakarzinoms zugelassene Analogon Docetaxel. Diese Wirkstoffe beschleunigen die Polymerisation von Tubulus-Dimeren zu Mikrotubuli und blockieren dann deren Depolymerisation. Mikrotubuli sind eine essentielle Komponente des Spindelapparates und spielen so eine entscheidende Rolle bei der Mitose. Sie haben außerdem eine besondere Bedeutung bei der Erhaltung der Zellform, der Motilität und dem intrazellulären Substanztransport bis hin zur Signalübertragung. Eine Änderung des Gleichgewichts im Mikrotubulussystem führt somit in Folge einer Zerstörung des Spindelapparates zur Störung der Zellteilung sowie vieler vitaler Zellfunktionen und somit zum Zelltod. Aufgrund ihres pharmakodynamischen Wirkmechanismus zählen die Taxane also zu den potentiell karzinogenen und gentoxischen Wirkstoffen. Taxane stören die normale dynamische Reorganisation des mikrotubulären Netzwerkes, die für die Zwischenphase und die Mitose essentiell ist. Außerdem bewirken Taxane multiple Spindelbildungen während des Mitosevorgangs.

2.2.5.1 Docetaxel

Ein weiteres aus 10-Deacetylbaccatin III semisynthetisch hergestelltes Taxan ist Docetaxel. Im Vergleich zum Paclitaxel ist die Wasserlöslichkeit besser und der Tubulin-stabilisierende Effekt stärker. Dafür liegt die maximal tolerable Dosis niedriger.

Pharmakokinetik
Es findet sich eine hohe, über 90%ige Proteinbindung. Die terminale Halbwertzeit beträgt 10–19 Stunden. Docetaxel wird in der Leber durch Cytochrom P450-abhängige Hydroxylierung abgebaut und vorzugsweise (>80–90%) biliär sowie geringer renal (<10–20%) ausgeschieden.

Indikation
Mammakarzinom, Ovarialkarzinom, Bronchialkarzinom

Dosierung
Standarddosis: 100 mg/m^2/d i. v. alle 3 Wochen.
Cave: bei kumulativer Dosis über 400 mg/m^2 kann es zu einer Flüssigkeitsretention kommen.
Vor Therapie: Kontrolle von Blutbild, Leber- und Nierenfunktionsparametern (Kreatinin-Clearance), kardiale Abklärung, Prämedikation mit Dexamethason (s. Paclitaxel).

Nebenwirkungen
Dosislimitierend ist die Myelosuppression insbesondere die Neutropenie. Arrhythmien, Ischämien und Erregungsleitungsstörungen sind eher selten. Übelkeit, Erbrechen und Darmmotilitätsveränderungen sowie eine transiente Transaminasenerhöhung können auftreten. Eine manifeste Leberschädigung bis hin zur Lebernekrose ist selten. Neben einer Alopezie ist die Dermatotoxizität dosislimitierend, sie tritt bei 50–75% der Patienten auf und äußert sich in Erythem, Exanthem, Pruritus, Schuppung, Dysästhesien (v. a. palmar und plantar), nur selten kommt

es zur Epidermolyse. Weitere Nebenwirkungen an der Haut sind Hyperpigmentierung und allergische Reaktionen. Eine periphere Neurotoxizität mit Parästhesien und motorischen Störungen findet sich bei 40–70% der Patienten auf, führt aber nur selten zu einem paralytischen Ileus und zentralnervösen Störungen.

Kontraindikationen
Schwere Leberfunktionsstörungen und vorbestehende kardiale Erkrankungen

2.2.5.2 Paclitaxel

Wirkstoff aus der Rinde der nordamerikanischen Eibe (Taxus brevifolia).

Partialsynthetische Herstellung unter Verwendung der Ausgangssubstanz 10-Desacetylbaccatin III, einem Inhaltsstoff aus den Nadeln der europäischen Eibe (Taxus baccata).

Pharmakokinetik
Die Plasmaproteinbindung übersteigt 95%, auch die Gewebebindung ist hoch. Die initiale Halbwertzeit beträgt 20 Minuten, die terminale Halbwertzeit beträgt 6 Stunden. Paclitaxel wird in der Leber abgebaut und Cytochrom P450-abhängig hydroxyliert und hauptsächlich biliär (>90%) sowie gering renal ausgeschieden (<10%).

Indikation
Mammakarzinom, Ovarialkarzinom, Bronchialkarzinom, solide Tumore, Lymphome

Dosierung
Standarddosis: 175 mg/m^2/d i. v. Infusion über 1 Stunde alle 3 Wochen
135 mg/m^2/d i. v. Infusion über 24 Stunden alle 3 Wochen
100 mg/m^2/d i. v. Infusion über 1 Stunde wöchentlich
Cave: kumulative Maximaldosis 1000 mg/m^2 wegen Neurotoxizität
Vor Therapie: Kontrolle von Blutbild, Leber- und Nierenfunktionsparametern (Kreatinin-Clearance), kardiale Abklärung, Prämedikation mit Dexamethason zur Vermeidung von Unverträglichkeitsreaktionen, die z. T. durch den Lösungsvermittler Cremophor EL bedingt sind.

Nebenwirkungen
Dosislimitierend ist die Myelosuppression insbesondere die Neutropenie. Arrhythmien, Ischämien und Erregungsleitungsstörungen sind eher selten. Eine periphere Neurotoxizität mit Parästhesien tritt insbesondere bei höherer Dosierung (über 200 mg/m^2/d) auf. Paralytischer Ileus und zentralnervöse Störungen sind seltene Störungen. Auch gastrointestinale Nebenwirkungen – Übelkeit, Erbrechen und Darmmotilitätsveränderungen treten eher selten auf. Die Hepatotoxizität führt zu einer transienten Transaminasenerhöhung, nur selten aber zu einer manifesten Leberschädigung. Alopezie und Erythem.

Kontraindikationen
Schwere Leberfunktionsstörungen, kardiale Vorerkrankungen

2.2.6 Zusammenfassende Darstellung ausgewählter Nebenwirkungen und Komplikationen bei einer Zytostatikatherapie

Eine Ursache der geringen therapeutischen Breite liegt in der unspezifischen Wirkung der Zytostatika; sie hemmen sowohl die Proliferation von Tumorgewebe als auch die Proliferation normaler Gewebe. Der Einfluss auf rasch proliferierende Gewebe überwiegt jedoch. Grundsätzlich werden akute, kurzfristig anhaltende, reversible Nebenwirkungen von späten, teils irreversiblen Nebenwirkungen unterschieden. Exemplarisch sei auf einige Nebenwirkungen und die verursachende Substanzen hingewiesen. Die häufigste akute Nebenwirkung ist eine Störung der Hämatopoese mit Granulozytopenie, Thrombopenie und seltener auch relevanter Anämie. Dosislimitierend sind in der Regel die Granulozytopenie und die Thrombozytopenie.

Übelkeit und Erbrechen sind Folge verschiedener Zytostatika wie zum Beispiel Cisplatin und Doxorubicin. Demgegenüber hat zum Beispiel Mitomycin C eine sehr geringe emetogene Potenz. Haarausfall tritt unter anderem nach Doxorubicin und verwandten Substanzen auf. Fieber wird nicht selten nach Bleomycinapplikation beobachtet und muss differentialdiagnostisch von septischen Therapiekomplikationen abgegrenzt werden. Vinca-Alkaloide und Cisplatin können zu polyneuropathischen Störungen führen. Auf Herzrhythmusstörungen ist besonders nach Applikation von Antracyclinen, auf Schleimhautulzerationen nach Gabe von Methotrexat und Fluorouracil, auf eine hämorrhagische Zystitis nach Cyclophosphamid-Gabe, auf Nierenfunktionseinschränkungen und Innenohrschädigungen besonders nach unsachgemäßer Platinapplikation zu achten.

Um späte, zum Teil irreversible Nebenwirkungen handelt es sich bei den seltener auftretenden Lungenfibrosen nach Bleomycin, bei Antracyclin-induzierter Kardiomyopathie (kumulative Nebenwirkungen) sowie bei Amenorrhö und Infertilität. Nicht zu vernachlässigen ist das Risiko der Induktion von Zweitneoplasien, insbesondere von Leukämien und Myelodysplasien, nach Applikation von Alkylantien. Dies ist naturgemäß besonders bei Patienten, die mit einem Langzeitüberleben rechnen können von Bedeutung. Der Prophylaxe und Therapie von Nebenwirkungen der Zytostatika-Behandlung kommen große Bedeutungen zu.

Einige häufig auftretende oder bedrohliche Situationen sind im Folgenden dargestellt. Eine Stomatitis kann einerseits direkte Folge der Applikation einer bestimmten Substanz, andererseits Folge der Knochenmarksnebenwirkungen mit Agranulozytose sein. Ein sekundärer Pilzbefall kann komplizierend hinzutreten. Prophylaktische Maßnahmen bestehen in intensiver Mund- und Zahnhygiene. Schleimhautreizende Substanzen sowie Nicotin und Alkohol sollten gemieden werden. Therapeutisch ist auf ausreichende Zufuhr pürierter und flüssiger Nahrung zu achten. Lokalanästhetika können die Schluckbeschwerden lindern und eine ausreichende orale Nahrungsaufnahme gewährleisten. Notfalls ist vorübergehend eine parenterale Ernährung erforderlich. Pilzinfektionen der Mundhöhle und des Ösophagus bedürfen der Therapie mit lokal oder oral applizierbaren Antimykotika.

Übelkeit und Erbrechen sind häufige Nebenwirkungen der Zytostatika. Die Ursache wird in einer Stimulation der Chemorezeptor-Triggerzone der Area postrema sowie in peripheren Reizen des Gastrointestinaltraktes gesehen. Im Laufe einer Zytostatika-Therapie treten bei initial unzureichender antiemetischer Therapie häufig psychische Einflüsse in Form von gebahnten Reflexen hinzu. Die Applikation von Psychopharmaka oder psychotherapeutische Interventionen können in einzelnen Fällen weiterhelfen. Die verschiedenen antineoplastischen Substanzen haben eine unterschiedliche emetogene Potenz. Das Spektrum schwankt zwischen nahezu fehlender Emetogenität und regelmäßig stark auftretenden Symptomen. Entsprechend unterschiedlich sind die antiemetischen Therapiekonzepte. Am häufigsten werden Metoclopramid, Domperidon, Psychopharmaka und Dexamethason alleine oder in Kombination verabreicht. Die antiemetische Therapie ist zum Aufbau eines therapeutischen Spiegels 1 bis 2 Stunden vor Beginn der Zytostatikagabe zu starten und je nach Emetogenität in 4 bis 6 stündigen Intervallen über einen Zeitraum von einem bis zu mehreren Tagen über das Therapieende hinaus fortzuführen. Bei einer niedrig emetogenen Therapie reicht häufig die Gabe von Metoclopramid in niedriger Dosierung aus. Stark emetogene Substanzen erfordern eine antiemetische Hochdosistherapie und gegebenenfalls Kombinationen. Hier hat sich der Einsatz neuer Substanzen wie Ondansetron, Tropisetron und andere 5-HT_3-Rezeptor-Antagonisten bewährt.

Eine lokale Infektion mit Übergang in eine Sepsis ist eine der bedrohlichsten Komplikationen der zytostatischen Therapie. Hierbei handelt es sich um die häufigste therapiebedingte Todesursache. Infektionsquellen können exogen oder häufiger endogen durch im Körper resistente Keime sein. Eine aggressive Chemotherapie kann vorübergehend zu einer Granulozytopenie mit deutlich unter 500 Zellen pro mm^3 führen. Naturgemäß besteht in diesen Phasen eine erhebliche Infektanfälligkeit. In diesen Phasen sind engmaschige körperliche Untersuchungen zur Erkennung potentieller Infektionsquellen unabdingbar. Eine Temperaturmessung muss zweimal täglich erfolgen. Menschenansammlungen sind zu meiden. Bei manifester Infektion oder unklarem Fieber ist von einer potentiell tödlichen Situation für den Patienten auszugehen. In dieser Situation ist umgehend nach Versuch der Keimidentifizierung (Urin, Blutkulturen, Abstriche aus potentiellen Infektionsherden) mit einer breit angelegten antibiotischen Therapie zu beginnen, bevor die mikrobiologische Keimsuche und Resistenzbestimmung abgeschlossen sind.

Eine Kombination aus einem Breitspektrumpenicillin und einem Aminoglykosid mit Einschluss der Problemkeime (u. a. Staphylokokken, Pseudomonas) hat sich in der sofort einsetzenden Primärtherapie bewährt. Alternativ kann auch ein Cephalosporin gegeben werden. Kann ein potentiell relevanter Keim identifiziert werden, ist die antibiotische Therapie anzupassen. Insbesondere in diesen Situationen ist auf lokale oder systemische Pilzinfektionen, an die zu häufig nicht gedacht wird, zu achten. Bei Herpesinfektionen in Phasen der Immunsuppression oder bei Erkrankungen mit sekundärem Antikörpermangel steht Aciclovir zur Verfügung.

In neuester Zeit sind Wachstumsfaktoren (z. B. G-CSF) im Handel erhältlich. Mit diesen Wachstumsfaktoren, die eine Stimulation der Granulopoese auf der Ebene des Knochenmarks bewirken, gelingt es, die Phase der Granulozytopenie zu verkürzen. Dies ist nicht nur bei eingetretener fieberhafter Komplikation mit protrahierter Granulozytopenie von Bedeutung. Bei kurativem Therapieansatz ist die Dosis und zeitgerechte Applikation der Zytostatika von entscheidendem Einfluss auf den Therapieerfolg. Die Applikation von Wachstumsfaktoren ermöglicht eine protokollgerechte Therapie und verbessert damit die Prognose der Patienten. In der palliativen Therapie ist ein genereller Gebrauch der Wachstumsfaktoren dagegen nicht indiziert, eine Indikation kann aber bei gut behandelbaren Tumoren bestehen, wenn in der Phase der Granulozytopenie bereits Komplikationen aufgetreten sind.

2.3 Ausgewählte Arzneistoffe zur supportiven Therapie

2.3.1 Bisphosphonate

Bei Karzinomen können die Regulationsmechanismen des Knochenumbaus stark gestört sein. Ursächlich sind osteoklastenstimulierende Mediatoren (z. B. TNF-α; IL-1; IL-6; TGF-α), die von Tumorzellen sezerniert werden können. Das daraus resultierende Überwiegen des Knochenabbaus kann zu einer generalisierten Abnahme der Knochendichte oder zu Osteolysen und Hyperkalzämien führen. Gleichzeitig ist ein osteoblastischer Knochenanbau zu beobachten. Bisphosphonate inhibieren die Osteoklastenaktivität und sind deshalb kausale Therapeutika bei neoplastischen Knochenmanifestationen, wobei ein früher Einsatz zur Reduktion von Frakturen, Osteolysen, hyperkalzämischen Episoden, Schmerzen und dadurch bedingten therapeutischen Interventionen führt. Insbesondere Bisphosphonate mit stickstoffhaltiger basischer Seitenkette sind potente Inhibitoren der Osteoklasten und daher der Knochenresorption. Am stärksten wirken Ibandronsäure und Zoledronat.

Der Einsatz von Bisphosphonaten bei Patienten mit Knochenschmerzen hat sich als sinnvoll erwiesen. Erfahrungen bei M. Paget und bei Patienten mit Mammakarzinom und osteolytischen Knochenmetastasen liegen vor. Knochenmetastasen bei Prostatakarzinom sind osteoblastisch, dennoch führt die generalisierte Zunahme des Knochenumsatzes zu einer gesteigerten Osteoklastenaktivität. Da die meisten Patienten androgen blockiert sind, besteht das Risiko der Knochendemineralisation. Um dies zu minimieren, können Bisphosphonate ebenfalls eingesetzt werden. In mehreren Studien konnte gezeigt werden, dass Bisphosphonate bei Patienten mit Knochenmetastasen häufig eine Abnahme der Schmerzempfindung bewirken. Die Behandlung ist bei i. v.-Gabe, am effektivsten, da die Substanzen enteral nur schlecht resorbiert werden.

Mehr als 85% aller Patienten mit einem Prostatakarzinom weisen zum Zeitpunkt des Todes ossäre Metastasen auf. Diese stellen oft den einzigen Metastasierungsort des Tumors dar und sind hauptverantwortlich für die meist sehr ausgeprägte Schmerzsymptomatik. Im Rahmen der Phase-III-Studien konnte für Zoledronat erstmalig die Wirksamkeit eines Bisphosphonats in der Therapie osteoblastischer Metastasen beim Prostatakarzinom nachgewiesen werden. Daher soll im Folgenden auf das Zoledronat, das neben Clodronat für diese Indikation zugelassen ist, näher eingegangen werden:

Zoledronat

Zoledronat ist ein heterozyklisches, zwei Stickstoffatome enthaltendes Bisphosphonat, dessen charakteristisches Strukturmerkmal der planare Imidazolring ist.

Pharmakokinetik

Bei i. v. Gabe entspricht der Abfall der Zoledronat-Konzentration im Plasma einer triphasischen Kinetik mit einer terminalen Halbwertzeit von 167 Stunden.

Zoledronat wird in erheblichem Umfang lang anhaltend an den Knochen gebunden. Es unterliegt keiner nachweisbaren Metabolisierung in der Leber und unverändert renal ausgeschieden.

Indikation

Prävention skelettbezogener Komplikationen bei ossär metastasierten Erkrankungen; tumorinduzierte Hyperkälzämie.

Dosierung

4 mg im Abstand von 3–4 Wochen

In Studien wurden 4 mg Zoledronat alle 3 Wochen über 15 Monate verabreicht.

Nebenwirkungen

Häufig treten Fieber und grippeähnliche Symptome (Knochenschmerzen, Myalgien, Arthralgien sowie eine Konjunktivitis und Kopfschmerzen) auf. Von Seiten des Blutbildes ist eine Anämie häufig. Gastrointestinal kann es zu Übelkeit, Erbrechen und Appetitlosigkeit kommen. Im Rahmen einer Nierenfunktionsstörung können Serum-Kreatinin und

Harnstoff steigen. Neben einer Hypokalzämie ist eine Hypophosphatämie häufig.

2.3.2 Steroide

Glucocortikoide sind in der Behandlung der Knochenschmerzen hilfreich; der zugrunde liegende Wirkmechanismus ist allerdings unklar. Es wird angenommen, dass Steroide die Prostaglandinfreisetzung durch Stabilisierung der Zellmembran inhibieren. Eine Reduktion des Prostaglandinspiegels senkt die Sensibilisierung von Nozizeptoren und führt daher zu einer Reduktion der peripheren Schmerzperzeption. Des weiteren wirken Steroide einer Ödembildung entgegen und vermindern damit den lokalen Druck auf die Knochenmetastasen. Ein weiterer positiver Effekt der Steroide ist ihr stimulierender Effekt: Sie stimulieren den Appetit und sie heben die Stimmung des Patienten. Bei Patienten mit langanhaltenden Schmerzen und mit weiteren körperlichen Gebrechen führen Steroide zu einer deutlichen Verbesserung des funktionellen Performance Status. Häufig wird Prednison in einer oralen Dosierung von 20 bis 40 mg pro Tag verabreicht. Die Erleichterung ist zwar von kurzer Dauer, dennoch sind Steroide sehr hilfreich in der Kurzzeitpalliation von Patienten mit einem fortgeschrittenen Prostatakarzinom.

Weiterführende Literatur:

Berger, DP u. Engelhardt, R: Das Rote Buch: Hämatologie und Internistische Onkologie, 2.Aufl. 2002. Ecomed-Verlag, Landsberg/Lech

Bruhn, HD.; Fölsch, UR.; Kneba, M. Antineoplastische Therapie: Behandlung von Leukämien, Lymphomen und soliden Tumoren. , 2002; Schattauer-Verlag, Stuttgart

Erbar, P: Onkologie: Pathophysiologie, Klinik und Therapie maligner Tumoren. 4. Aufl. 2002; Schattauer-Verlag, Stuttgart

Preiß, J, Dornoff, W; Hagmann F; Schmieder A., Onkologie 2002/3–Empfehlungen zur Therapie, 11. Aufl. 2002; Zuckschwerdt-Verlag, Germering/München

3 Therapieoptionen beim Prostatakarzinom

3.1 Therapieoptionen beim hormonempfindlichen Prostatakarzinom

Die Indikation zur Hormonablation (i. e. Blockade des Testosterons, Androgenblockade) bei Patienten mit einem PCA wird oft bei verschiedenen Stadien gestellt. Bei einem fortgeschrittenen Prostatakarzinom führt sie in 80–90% zu einer Remission und resultiert in einem progressionsfreien Überleben von 12 bis 33 Monaten (Denis u. Murphy 1993). Nach dieser Zeit ist das PCA oft hormonrefraktär geworden, sodass das Gesamtüberleben nach Beginn der AB bei 23 bis 37 Monaten liegt. Bereits 1895 dokumentierte White als erster die Wirksamkeit der Kastration als Form der Androgenblockade bei 11 Patienten mit einer BPH (White 1895). 1935 gelang David und Mitarbeitern die Isolierung des Testosterons. Aber erst 1941 beschrieben Huggins und Hodges die Androgenablation als Therapie beim fortgeschrittenen PCA (Burrows 1949; Huggins u. Hodges 1941).

In den 50er Jahren konnte in retrospektiven Analysen gezeigt werden, dass Patienten mit einem fortgeschrittenen PCA, die mit einer Orchiektomie oder Estrogenen behandelt worden waren, im Vergleich zu unbehandelten Patienten einen Überlebensvorteil und eine Verbesserung der Lebensqualität aufwiesen (Nesbit u. Plumb 1946; Nesbit u. Baum 1950). Um den Einfluss der Androgenblockade auf den natürlichen Verlauf des PCA zu klären, führte die VACURG (Veterans Administration Cooperative Urological Research Group) drei große randomisierte Studien zur Behandlung des PCA im frühen und fortgeschrittenen Stadium durch (VACURG 1967a; VACURG 1967b; Bailar u. Byar 1970; Byar 1973) durch. Die Ergebnisse dieser prospektiven Studien führten zu Richtlinien für den Einsatz der Orchiektomie und Estrogengabe in der Behandlung des PCA.

In den 80er Jahren wurden Luteinisierendes-Hormon-Releasing-Hormon (LHRH; Gonadotropin-Releasinghormon GnRH) Analoga und Antiandrogene in den unterschiedlichsten Indikationsbereichen untersucht.

3.1.1 Methoden der primären Androgenablation

3.1.1.1 Orchiektomie

1967 wurde die erste VACURG Studie publiziert; 1764 Patienten mit einem PCA im Stadium III oder IV wurden randomisiert und entweder mit Plazebo, Orchiektomie plus Plazebo, DES 5 mg/d und Orchiektomie plus DES 5 mg/d behandelt. Bei Patienten im Stadium IV betrug die 1-Jahres- und die 5-Jahres-Überlebensrate bei der Orchiektomie 73% bzw. 35% und in der Plazebogruppe 66% bzw. 20%. Allerdings war bei längerer Nachbeobachtung das Überleben in allen 4 Armen gleich, sodass vermutet wurde, dass die Therapie die Entwicklung eines hormonrefraktären PCA nicht beeinflusst. Verglichen mit der Plazebo-Gruppe besserten aber alle Therapieformen den Performance Status und senkten die Schmerzen deutlich (Blackard 1973).

Die chirurgische Kastration ist ambulant durchführbar und resultiert innerhalb von 12 Stunden in einem Testosteronwert im Kastrationsbereich (Maatman et al. 1985). Die klinischen Studien ergaben, dass bis zu 50% der Männer aus Bequemlichkeit und Kostengründen eine Orchiektomie wählen würden (Chatwick et al. 1991). In zwei Studien ist die Lebensqualität und Therapiewahl bei Patienten mit einem metastasierten Prostatakarzinom untersucht worden. Zirka 80% der Patienten wählten ein LHRH-Analogon (Goserelin) und nur 20% eine Orchiektomie. Der psychosoziale Status und die Lebensqualität waren unter Goserelin besser als nach Orchiektomie, allerdings wurde die sexuelle Funktion nicht erhoben (Cassileth et al. 1989; 1992). Kürzlich wurden im Rahmen der Prostate Cancer Outcomes Studie die Lebensqualität von Patienten mit Hormontherapie ermittelt (Potosky et al. 2001). Männer unter einer Therapie mit LHRH-Analoga berichteten über größere Probleme hinsichtlich ihrer generellen sexuellen Funktion als Männer nach Orchiektomie, obwohl der Ausgangswert vor Therapie in beiden Gruppen gleich war. Patienten unter einer LHRH-Analoga-Therapie erachteten sich auch weniger als krebsfrei, da sie weiterhin Injektionen benötigten. Demgegenüber bedauerten in einer zweiten Studie Männer nach Orchiektomie ihre

Entscheidung häufiger als Männer unter einer LHRH-Analoga Therapie (Clark et al. 2001).

3.1.1.2 Diethylstilbestrol

Diethylstilbestrol (DES) ist ein halbsynthetisches Estrogen-Analogon und war eine der ersten nicht-chirurgischen Therapieoptionen bei der Behandlung des fortgeschrittenen PCA. Sein weit verbreiteter Einsatz wurde aber durch die schwerwiegenden kardiovaskulären und thrombembolischen Nebenwirkungen limitiert. Studien der VACURG und der European Organization for Research and Treatment of Cancer (EORTC) untersuchten DES bei Tagesdosen von 3–5 mg und zeigten eine äquivalente Remissionsrate zur Orchiektomie (VACURG 1967b). Die Gesamtmortalität lag aber in der DES Gruppe aufgrund der ausgeprägten kardiovaskulären Nebenwirkungen deutlich höher. In einer neuerlichen Studie (EORTC 30805) wurde die Wirkäquivalenz von Orchiektomie und DES 1 mg/d gezeigt (Robinson et al. 1995); allerdings brachen 13% der Patienten im DES-Arm die Behandlung aufgrund der kardiovaskulären Nebenwirkungen ab.

Bei Patienten mit einem lokal fortgeschrittenen oder metastasierten PCA war DES in einer Dosierung von 3 mg/d der Therapie mit LHRH-Analoga hinsichtlich des Verbesserung der Lebensqualität und des Gesamtüberlebens gleichwertig (Emtage et al. 1989; Peeling 1989; Citrin et al. 1991; Waymont et al. 1992; Leuprolide Study Group 1984). Bei Patienten mit einem metastasierten PCA zeigte sich DES einer antiandrogenen Monotherapie mit Flutamid (3×250 mg/d) als überlegen (Chang et al. 1996). In zwei EORTC Studien (30761; 30762) erwies sich DES 3 mg/d einer Behandlung mit Estramustin (2×280 mg/d über 8 Wochen, dann 2×140 mg/d) oder Cyproteronacetat (3×250 mg/d) äquivalent (Smith et al. 1986; Pavone-Macaluso et al. 1986).

Hauptsächlich aufgrund ihrer kardiovaskulären Nebenwirkungen zählen die Estrogene nicht mehr zu den Medikamenten der ersten Wahl.

3.1.1.3 Cyproteronacetat

Cyproteronacetat (CPA) ist ein steroidales Antiandrogen mit Progesteronaktivität. Es blockiert die Androgen-Rezeptor Aktivität und reduziert aufgrund seines antigonadotropen Effekts das Serumtestosteron (deVoogt 1992). CPA kann zur Verhinderung eines Flare-up-Syndroms, d. h. einer vorübergehenden Verschlimmerung der Symptome, bei initialer LHRH-Analoga-Therapie und zur Behandlung von Hitzewallungen nach Androgenblockade mit einem LHRH-Analoga oder einer Orchiektomie eingesetzt werden (Goldenberg u. Bruchovsky 1991). Obwohl CPA generell gut verträglich ist, sind kardiovaskuläre Komplikationen beschrieben.

3.1.1.4 LHRH-Agonisten und -Antagonisten

Die Einführung der LHRH-Agonisten hat die Behandlung des fortgeschrittenen PCA revolutionär verändert. Da kein chirurgischer Eingriff mehr notwendig ist, weisen diese Pharmaka einen wichtigen physischen und psychischen Vorteil auf. LHRH wird normalerweise pulsatil vom Hypothalamus freigesetzt. Dies führt zur pulsatilen Freisetzung des FSH (follikelstimulierenden Hormons) sowie des LH (luteinisierenden Hormons). LH bindet an Rezeptoren auf den Leydigzellen des Hodens und fördert die Testosteronproduktion. Die ständige Rezeptorstimulation nach LHRH-Analogagabe führt nach kurzer Zeit letztendlich zur „Downregulierung“ der hypophysären Rezeptoren: die FSH und LH Freisetzung wird inhibiert und die Testosteronproduktion sinkt. Allerdings kommt es zu Beginn der Behandlung mit einem LHRH-Agonisten zu einer vermehrten LH-Ausschüttung („surge“), die zu einem Testosteronanstieg führt. Dieser initiale Testosteronanstieg kann transient das Prostatakarzinomwachstum anregen. Einige Patienten berichten über eine Zunahme der Knochenschmerzen und der obstruktiven Miktionsbeschwerden sowie anderer Symptome aufgrund des plötzlichen Wachstumsschubs des Prostatakarzinoms; diese werden unter dem Begriff „Flare-up-Phänomen“ zusammengefasst. Das Nebenwirkungsprofil der LHRH-Analoga unterscheidet sich deutlich von denen der Estrogene und vom CPA, da LHRH-Analoga insbesondere keine kardiovaskulären Nebenwirkungen aufweisen.

Phase-III-Studien, die LHRH-Agonisten versus chirurgische Kastration untersuchten, fanden keinen Unterschied in der Überlebenszeit zwischen beiden Therapiearmen (Denis 1998). Daher sind die Depotpräparate, die eine Injektion nur alle 3 bis 4 Monate notwendig machen, die derzeit gebräuchlichste Behandlung beim metastasierten PCA. Mehrere

Phase-III-Studien ergaben für alle Präparate eine vergleichbare Effektivität (Tunn et al. 1998).

Eine neue Therapieform stellen die LHRH-Antagonisten dar, wie z. B. Abarelix. Im Gegensatz zu den LHRH-Agonisten verursachen die LHRH-Antagonisten kein Flare-up-Phänomen. Kürzlich wurde in einer randomisierten Phase-III-Studie Abarelix mit Leuprorelin verglichen (McLeod et al. 2001). Am 15. Tag nach Injektion fand sich bei 75% der Patienten in der Abarelixgruppe aber nur bei 10% der Patienten in der Leuprorelingruppe ein Testosteronspiegel im Kastrationsbereich. Auch der prozentuale PSA-Abfall am 15. Tag war in der Abarelix-Gruppe größer. Allerdings fanden sich nach dem 29. Tag in beiden Therapiegruppen ähnliche PSA-Spiegel. Derzeit lässt die Studie allerdings noch keine Aussage zur Krankheitskontrolle zu.

3.1.1.5 Nichtsteroidale Antiandrogene

Die in Deutschland zugelassenen Antiandrogene Bicalutamid und Flutamid interferieren mit der Bindung von Testosteron und Dihydrotestosteron an den Androgenrezeptor. In einer randomisierten, multizentrischen Studie wurden 486 Patienten mit einem bislang unbehandelten metastasierten PCA mit Bicalutamid 50 mg/d oder chirurgischer (Orchiektomie) oder medizinischer (LHRH-Analoga) Kastration behandelt (Chodak et al. 1984). Die Effektivität von Bicalutamid war der Kastration vergleichbar; bei 53% der Patienten in der Bicalutamid-Gruppe und bei 42% der Patienten in der Kastrationsgruppe kam es zu einem Therapieversagen, die Überlebenszeit unterschied sich in beiden Therapiegruppen nicht signifikant. Eine Normalisierung des PSA-Wertes trat allerdings in 17% in der Bicalutamid-Gruppe und in 47% in der Kastrationsgruppe auf, dies entspricht einem medianen PSA-Abfall um 88% bzw. 97% vom Ausgangswert. Daher schlossen die Autoren, dass die Kastration einer Therapie mit Bicalutamid 50 mg/d bei einem metastasierten PCA überlegen ist. In weiteren Studien wurde Bicalutamid in einer Dosierung von 150 mg/d versus Kastration beim lokal fortgeschrittenen und metastasierten Prostatakarzinom untersucht. Bei dieser Dosierung wurde ein vergleichbarer PSA-Abfall wie mit der Kastration erreicht. Bei Patienten mit einem fortgeschrittenen Prostatakarzinom ohne Knochenmetastasen war das Überleben in beiden Behandlungsgruppen gleich; bei Patienten mit Knochenmetastasen war die Kastration der Monotherapie nur bei Patienten mit einem PSA-Wert >400 ng/ml und mit mehr als 6 Knochenmetastasen überlegen (Iversen et al. 2000; Kolvenbag et al. 2001).

3.1.1.6 Maximale Androgenblockade

Durch eine Kastration als Monotherapie sinkt der zirkulierende Testosteronspiegel im Vergleich zum Ausgangswert um 90%. Die verbleibenden 10% des zirkulierenden Testosterons resultieren bei kastrierten Männern aus der peripheren Konversion von zirkulierenden adrenalen Steroiden zu Testosteron. Ob Patienten mit einer Monotherapie oder einer maximalen Androgenblockade (MAB) behandelt werden sollen, ist in den letzten 10 Jahren sehr kontrovers diskutiert worden.

Das Konzept der maximalen Androgenblockade, d. h. mit einer medikamentösen oder chirurgischen Kastration und der Gabe eines nichtsteroidalen Antiandrogens wurde Anfang der achtziger Jahre von Labrie (1983) formuliert. Er postulierte, dass auch nach chirurgischer oder medikamentöser Kastration ausreichend hohe Spiegel an adrenalen Androgenen im Prostatagewebe vorhanden sind, um eine Subpopulation besonders androgensensitiver Prostatakarzinomzellen zur Proliferation anzuregen und so zu einem Tumorwachstum zu führen.

Zur Überprüfung dieser Hypothese initiierte das National Cancer Institute eine große prospektive, randomisierte doppelblinde und plazebokontrollierte Studie (INT 0036) (Crawford et al. 1989). Sie umfasste 603 Patienten und verglich die Wirksamkeit des LHRH-Analogons Leuprorelin (1 mg/d s. c.; Enantone) plus Flutamid (3×250 mg/d) mit der von Leuprorelin (Enantone) und Plazebo. Unter der Kombinationstherapie zeigte sich im Vergleich zur alleinigen medikamentösen Kastration ein signifikanter Überlebensvorteil von rund 7 Monaten (35,6 vs. 28,3 Monate). Das progressionsfreie Überleben stieg ebenfalls signifikant von im Mittel 13,9 Monate auf 16,5 Monate. Zusätzlich trat in der MAB-Gruppe kein Flare-up-Phänomen auf. Unklar ist, ob die Prävention des Flare-up für den Unterschied in der Überlebenszeit verantwortlich ist, da die Testosteronspiegel nur für einige Wochen erhöht waren. Besonders stark profitierten von der MAB Patienten mit „minimal disease" (definiert als Metastasenfreiheit im Bereich der Rippen, der langen Röhrenknochen, des Schädels sowie des Weichteilgewebes mit Ausnahme einer Lymphknotenbeteiligung) und gutem Allgemeinzustand (ECOG Performance Status 0–2). Bei ihnen nahm die Überlebenszeit im Mittel um 19 Monate im Vergleich zur alleinigen medikamentösen Kastration mit Leuprorelin

(Enantone) zu. Kritisch anzumerken ist aber, dass es sich hierbei um eine kleine Subgruppe von je 41 Patienten pro Studienarm handelte.

Diese Ergebnisse wurden durch zwei weitere Studien bestätigt: EORTC 30853 und PONCAP (Denis et al. 1990; Boccardo et al. 1993). Beide Studien zeigten einen signifikanten Überlebensvorteil im MAB-Arm (Goserelin plus Flutamid) versus Orchiektomie. In einer prospektiv randomisierten Studie wurden Patienten mit einem ossär metastasierten Prostatakarzinom mit einem LHRH-Analogon plus Bicalutamid versus LHRH-Analogon plus Flutamid behandelt. Nach einer medianen Nachbeobachtung von 160 Wochen war die Zeit bis zu Progression und die Überlebenszeit in der LHRH-Analogon plus Bicalutamid Gruppe länger als in der LHRH-Analogon plus Flutamid Gruppe, auch wenn der Unterschied statistisch nicht signifikant war (Schellhammer et al. 1997).

Spätere Studien zeigten aber widersprüchliche Ergebnisse. 1998 berichteten Eisenberger und Mitarbeiter über 1037 Patienten mit einem virgenellen, metastasierten PCA, die randomisiert mit Orchiektomie oder Plazebo und Orchiektomie plus Flutamid (3×250 mg/d) behandelt wurden (NCI-INT 0105; Eisenberger et al. 1998). Hinsichtlich des Gesamtüberlebens und des progressionsfreien Überlebens fand sich kein Unterschied zwischen beiden Gruppen. Es wird vermutet, dass zwei Faktoren für die Diskrepanz zwischen den beiden Studien verantwortlich sind: erstens mag eine gewisse „non-compliance" in der INT 0036-Studie eine Rolle spielen, da die Patienten täglich 1 mg/d Leuprorelin (Enantone) s. c. injizieren mussten. Möglicherweise war dadurch die Hormonablation inkomplett; zudem mag das Flare-up-Phänomen eine Rolle spielen, da die Überlegenheit der MAB gegenüber der Monotherapie nicht bei der Orchiektomie gesehen wurde. Ungefähr 20 weitere Studien konnten ebenfalls keinen Überlebensvorteil für die MAB finden, doch sind diese mit unreifen Daten und einer fehlerhaften Statistik behaftet.

Aus diesem Grund hat die Prostate Cancer Trialists' Cooperative Group 2000 eine Metaanalyse der Studien zur MAB versus Monotherapie veröffentlicht, um die verfügbaren Daten zusammenzufassen (PCTCG 2000). Die Analyse umfasste 27 Studien an 8275 Patienten; das sind 98% aller Patienten, die jemals für eine Studie zur MAB versus Monotherapie randomisiert worden sind. Die 5-Jahres-Überlebensrate betrug 25,4% im MAB-Arm und 23,6% im Monotherapie-Arm. Diese 1–2%ige Differenz erreichte keine statistische Signifikanz.

Eine Untergruppenanalyse zeigte, dass der Verlauf bei Patienten, die mit einem steroidalen Antiandrogen behandelt worden waren, schlechter war als bei Patienten, die mit einem nicht-steroidalen Antiandrogen behandelt worden waren; hauptsächlich aufgrund der nicht prostatakarzinombedingten Todesfälle. Wenn die Studien mit CPA ausgeschlossen werden, findet sich ein signifikanter Überlebensvorteil für die MAB mit Flutamid und Nilutamid, allerdings bei einem 95%igen Konfidenzintervall von 0,4 bis 5,4 Prozent. Zusammenfassend kann man feststellen, dass eine MAB mit einem nicht-steroidalen Antiandrogen einen geringen Überlebensvorteil ergibt, die 5-Jahres-Überlebensrate steigt um zirka 3%.

3.1.2 Hormontherapie in Verbindung mit der radikalen Prostatektomie

Einem chirurgischen Eingriff kann eine medikamentöse Tumortherapie vorausgehen (neoadjuvante) oder folgen (adjuvante Therapie).

3.1.2.1 Neoadjuvante Hormontherapie

Eine neoadjuvante Hormontherapie vor radikaler Prostatektomie ist mehrfach untersucht worden. Die Lupron Depot Neoadjuvant Prostate Cancer Study Group hat eine multizentrische, prospektiv randomisierte Studie bei Patienten mit einem Prostatakarzinom im klinischen Stadium T2b durchgeführt (Soloway et al. 2002). 138 Patienten erhielten Leuprorelin und Flutamid über 3 Monate vor der radikalen Prostatektomie und 144 Patienten wurden ohne Vorbehandlung radikal prostatektomiert. In der Nachsorge erfolgte bei allen Patienten über einen Zeitraum von 5 Jahren alle 6 Monate eine PSA-Bestimmung. Als biochemisches Rezidiv wurde ein PSA>0,4 ng/ml definiert. Obgleich in der neoadjuvant vorbehandelten Gruppe die Zahl der positiven Schnittränder signifikant seltener war, fand sich nach 5 Jahren kein Unterschied bezüglich der biochemischen Rezidive: 64,8% in der neoadjuvant vorbehandelten Gruppe und 67,6% in der nicht vorbehandelten Gruppe (p=0,663). Die Autoren folgerten daher, dass eine neoadjuvante Hormontherapie vor radikaler Prostatektomie nicht indiziert ist. Diese Schlussfolgerung wird durch eine zweite Studie an 402 Patienten unterstützt. 192 Patienten wurden 3 Monate mit Goserelin und Flutamid vorbehandelt und 210 Patienten wurden sofort prostatektomiert (Schulman 2000). Auch diese Autoren berichteten über eine bessere lokale Tumorkontrolle zum Zeitpunkt der radikalen Prostatektomie aber von keinem Unterschied in der Anzahl der biochemischen Rezidive.

Allerdings wurde vermutet, dass eine 3-monatige neoadjuvante Hormonbehandlung nicht ausreicht. Gleave und Mitarbeiter behandelten daher 156 Patienten mit einem lokalisierten PCA vor radikaler Prostatektomie über 8 Monate mit einer neoadjuvanten Hormontherapie (Gleave et al. 2000). Die Autoren berichteten über eine niedrige Rezidivrate nach 5 Jahren. Allerdings ist die Interpretation dieser Daten aufgrund der fehlenden Kontrollgruppe schwierig. Daher ist von der Gruppe kürzlich eine randomisierte Studie initiiert worden, bei der eine 3-monatige mit einer 8-monatigen neoadjuvanten Hormontherapie vor radikaler Prostatektomie verglichen wird (Gleave et al. 2001). Eine Zwischenauswertung ergab einen signifikanten Unterschied in der Anzahl der Patienten, die einen PSA-Nadir unterhalb der Nachweisgrenze erreichten: nach 8 monatiger neoadjuvanter Hormontherapie 75% versus 34% nach 3-monatiger neoadjuvanter Hormontherapie. Der mittlere PSA-Spiegel betrug nach 3 Monaten neoadjuvanter Hormontherapie 0,12 μg/L (Abfall um 98%), zeigte aber einer weiteren Abfall um 57% auf 0,052 μg/L nach 8 Monaten. Beim Prostatavolumen fand sich eine ähnliche Reduktion. Bei insgesamt 550 Patienten wurde eine radikale Prostatektomie durchgeführt, nach 8-monatiger neoadjuvanter Hormontherapie fanden sich signifikant weniger positive Schnittränder (12% versus 23%). Aufgrund des kurzen Nachbeobachtungszeitraums kann über die Rezidivrate noch keine Aussage getroffen werden und diese ersten Ergebnisse sind noch nicht abschließend zu beurteilen.

3.1.2.2 Adjuvante Hormontherapie

Aufgrund retrospektiver Analysen wurde vermutet, dass eine adjuvante Hormontherapie nach radikaler Prostatektomie sowohl die lokale Kontrolle als auch das Überleben positiv beeinflusst. Kürzlich haben Zincke und Mitarbeiter eine Übersicht zur adjuvanten Hormontherapie publiziert, in der alle retrospektiven und prospektiven Daten systematisch analysiert wurden (Zincke et al. 2001). Eine retrospektive Analyse der Daten der Mayo Klinik beinhaltete 707 Patienten mit einem pathologischen Stadium T3bNoMo, von denen 147 Patienten eine adjuvante Hormontherapie erhielten. Nach 10 Jahren zeigte sich in dieser Gruppe eine signifikante Verbesserung des biochemisch-progressionsfreien Überlebens (67% versus 23%), des progressionsfreien Überlebens (90% versus 78%) und des PCA-spezifischen Überlebens (95% versus 87%). Die Eastern Cooperative Oncology Group (ECOG) randomisierte 98 Patienten, bei denen bei radikaler Prostatektomie positive Lymphknoten gefunden wurden in 2 Gruppen: sofortige adjuvante Hormontherapie (Goserelin oder Orchiektomie) oder verzögerte Therapie bei Krankheitsprogression (Messing et al. 1999). Bei einer medianen Nachbeobachtungszeit über 7,1 Jahre waren in der sofort adjuvant behandelten Gruppe 14,9% (7/47) und in der verzögert behandelten Gruppe 35,3% (18/51) der Patienten verstorben (p=0,02).

Die adjuvante Behandlung von Patienten mit einem lokalisierten PCA hat in letzter Zeit zunehmend Interesse gefunden (Kolvenbag et al. 2001). In einer frühen Studie wurden 365 Patienten mit einem pT3NoMo PCA adjuvant mit Flutamid behandelt (Wirth et al. 1997, Wirth u. Froehner 1999). Nach 4 Jahren betrug die progressionsfreie Überlebensrate 90% in der Flutamidgruppe versus, 69% in der Kontrollgruppe (p=0,0029). Werden allerdings die Patienten mit einem PSA-Progress ausgeschlossen, so ist die Anzahl der Progressionen in beiden Gruppen gleich (4 von 139 versus 5 von 144). Die Inzidenz der Nebenwirkungen war aber in der Flutamidgruppe deutlich höher und zirka 20% der Patienten mussten die Therapie diesbezüglich abbrechen. Abschließende Ergebnisse dieser Studie stehen aber noch aus.

In einer kürzlich initiierten weltweit durchgeführten Studie wurden 8113 Patienten mit einem frühen Prostatakarzinom entweder adjuvant zur Primärtherapie (radikale Prostatektomie; Radiotherapie) oder als sofortige Therapie anstelle von beobachtendem Abwarten mit Bicalutamid 150 mg/d oder mit Plazebo behandelt. Nach einer medianen Therapiedauer von 2 Jahren und einer medianen Nachbeobachtungszeit von 3 Jahren wurde eine Zwischenauswertung vorgenommen. In der Bicalutaidgruppe war das Risiko einer PSA-Progression um 59% und das Risiko einer klinischen Progression um 42% reduziert. Ebenfalls war die Inzidenz von Knochenmetastasen um 33% gesenkt (See 2002).

Der Zeitpunkt einer Hormontherapie beim PCA wird kontrovers diskutiert. Dennoch besteht zunehmend Einvernehmen, dass Patienten mit positiven Lymphknoten von einer sofortigen adjuvanten Hormontherapie profitieren. Dieser Vorteil muss aber gegen die Nebenwirkungen bei Langzeitanwendung abgewogen werden (Ditonno et al. 1997).

3.1.3 Hormontherapie in Verbindung mit der Strahlentherapie

Wie unter 1.3.3.2 beschrieben bildet die Strahlentherapie eine Therapiealternative zur radikalen Prostatektomie.

3.1.3.1 Hormontherapie in Verbindung mit externer Strahlentherapie

In verschiedenen Studien ist eine zusätzliche Hormontherapie zur Strahlentherapie bei Patienten mit einem lokalisierten oder lokal-fortgeschrittenen PCA untersucht worden (***Tab. 4***). 1997 randomisierte die EORTC 415 Patienten mit einem lokal-fortgeschrittenen PCA in 2 Gruppen: externe Strahlentherapie plus Goserelin versus externe Strahlentherapie für 3 Jahre (Bolla et al. 1997; 2002). Bei einer medianen Nachbeobachtung über 66 Monate betrug die geschätzte 5-Jahres-Überlebensrate 78% im Kombinationsarm und 62% im reinen Bestrahlungsarm (p=0.0002). Nach 5 Jahren waren im Kombinationsarm 74% krankheitsfrei vergli-

Tabelle 4. Methodologische Probleme bei Studien zum hormonrefraktären Prostatakarzinom

1. Heterogenität der Patientenpopulation
   - Vorbehandlung
   - Alter und Komorbidität der Patienten
   - Bidimensional messbare Metastasen versus ausschließliche Skelettmetastasen
2. Unterschiedliche Definition von Endpunkten
   - Gesamtüberleben
   - Tumorregression
   - PSA-Abfall
   - Veränderungen im Skelettszintigramm
   - Bidimensional messbare Tumoren
   - Zeit bis zur Tumorprogression
   - PSA-Anstieg
   - Neue Läsionen im Skelettszintigramm
   - Neue Symptome
   - Lebensqualität
   - Lebensqualitäts-Skalen
   - Schmerzskalen
   - Analgetikaverbrauch
3. bemerkte Änderung der Hormontherapie
   - Steroide als Komedikation zu Chemotherapien
   - Antiandrogenentzug bei Chemotherapiebeginn

(modif. N. Biedermann et al. 1999)

chen mit 40% im Bestrahlungsarm (p=0,0001). Diese Daten legen die Vermutung nahe, dass die zusätzliche Hormontherapie sowohl die lokale Tumorkontrolle als auch das Gesamtüberleben verbessert. Dieselbe Frage hat auch die RTOG 85-31 untersucht (Lawton et al. 2001). 977 Patienten wurden randomisiert: alleinige Strahlentherapie (Beginn der Hormontherapie beim Rezidiv) versus Strahlentherapie plus Goserelin. Innerhalb von 8 Jahren fand sich ein Lokalrezidiv im Kombinationsarm in 23% verglichen mit 37% im Bestrahlungsarm (p<0,0001). Fernmetastasen traten im Kombinationsarm in 27% verglichen mit 37% im Bestrahlungsarm auf (p<0,0001). Obwohl das krankheitsfreie Überleben den Kombinationsarm favorisiert (p<0,0001), fand sich im Gesamtüberleben nach 8 Jahren kein signifikanter Unterschied (49% versus 47%). Die Patienten wurden aufgrund der Gleason-Summe in Subgruppen eingeteilt und es zeigte sich , dass nur bei Patienten mit einem PCA und einer Gleason-Summe zwischen 8 und 10 das Überleben signifikant verbessert war.

Unklar ist aber, wie lange die Hormontherapie gegeben werden sollte. Die RTOG 86-10 randomisierte 471 Patienten mit einem T2–T4 PCA mit und ohne positiven Lymphknoten für eine Bestrahlung plus Goserelin und Flutamid versus alleiniger Bestrahlung (Pilepich et al. 2001). Die Hormontherapie wurde 2 Monate vor der Strahlentherapie begonnen und während der Strahlentherapie verabreicht. Nach 8 Jahren fanden sich im Kombinationsarm eine signifikant bessere lokale Tumorkontrolle (30% versus 42%; p=0,016), weniger Fernmetastasen (34% versus 45%; p=0,04) sowie ein häufigeres krankheitsfreies Überleben und eine geringere krankheitsspezifische Mortalität (21% versus 33%; p=0,004 bzw. 23% versus 31%; p=0,05). Die Patienten wurden aufgrund der Gleason-Summe in Subgruppen eingeteilt und es zeigte sich , dass dieser Vorteil nur bei Patienten mit einem PCA und einer Gleason-Summe zwischen 2 und 6 bestand (70% versus 52%; p=0,015). Bei Patienten mit einem PCA und einer Gleason-Summe zwischen 7 und 10 fand sich kein Unterschied.

Im RTOG Protokoll 92-02 wurden über 1500 Patienten mit einem lokal fortgeschrittenen PCA mit einer Bestrahlung und verschiedenen Formen der Hormontherapie behandelt (Hanks et al. 2000). Alle Patienten erhielten eine 2-monatige neoadjuvante Hormontherapie mit Goserelin und Flutamid, die während der Bestrahlung für 2 Monate fortgeführt wurde. Anschließend wurden die Patienten randomisiert: Fortführung der MAB für weitere 24 Monate versus, keine weitere Hormontherapie. Wurde die MAB fortgeführt, kam es zu einer signifikanten Verbesserung des krankheitsfreien Überlebens (54% versus 34%; p=0,0001), weniger lokale Progression (6% versus 13%; p=0,0001), weniger Fernmetastasen (11% versus 17%; p=0,001) und einer geringeren biochemischen Progression (21% verus 46%; p=0,0001). In einer Subgruppenanalyse bei Patienten mit einem PCA und einer Gleason-Summe zwischen 8 und 10 betrug die 5-Jahresüberlebensrate bei den Patienten, bei denen die MAB fortgeführt wurde, 80% versus 69% (p=0,02) und das krankheitsspezifische Überleben 90% versus 78% (p=0,007).

Das „Joint Center for Radiation Therapy" hat eine retrospektive Analyse von 1586 Patienten mit einem lokalisierten PCA, die entweder nur bestrahlt oder bestrahlt und hormontherapiert worden waren, durchgeführt (D'Amico et al. 2000). Die MAB erfolgte 2 Monate vor, 2 Monate während und 2 Monate nach der Bestrahlung. Die Patienten wurden entsprechend der Aggressivität ihres PCA eingeteilt:

1 „low-risk": PSA≤10 ng/ml; Gleason-Summe ≤6; T1c oder T2a-PCA
2 „intermediate-risk": PSA 10,1–20 ng/ml; Gleason-Summe 7
3 „high-risk": PSA>20 ng/ml; Gleason-Summe ≥8

Das relative Risiko für ein biochemisches Rezidiv in der „intermediate-risk" und „high-risk" Gruppe beträgt nach 5 Jahren beim Vergleich Bestrahlung plus MAB versus Bestrahlung 0,2 bzw. 0,4. Insbesondere scheinen Patienten in diesen Risikogruppen von einer zusätzlichen Hormontherapie zu profitieren. Bei allen Studien muss aber kritisch angemerkt werden, dass ein Kontrollarm mit einer alleinigen Hormontherapie fehlt, die möglicherweise vergleichbare Ergebnisse gezeigt hätte.

Diese Frage versucht daher die RTOG-0011 zu beantworten. Die Patienten werden wie folgt randomisiert: Bestrahlung versus Hormontherapie für 2 Jahre versus Bestrahlung plus Hormontherapie für 2 Jahre. Es zeichnet sich nun ab, dass Patienten mit einem lokalisierten „high-grade" Tumor und Patienten mit einem lokal fortgeschrittenen PCA am meisten von der zusätzlichen Hormontherapie profitieren (Horwitz et al. 2001).

3.1.3.2 Hormontherapie in Verbindung mit der Brachytherapie

Die Brachytherapie wird hauptsächlich bei Patienten mit einem gut bis mäßig differenzierten PCA eingesetzt (i. e. Gleason-Summe ≤6). Eine neoadjuvante Hormontherapie ist hauptsächlich bei Prostatae über 40 g angewandt worden, um das Organ vor der Seed-Implantation des Radionuklids zu verkleinern. Merrick und Mitarbeiter (2001) haben die biochemische Rezidivfreiheit nach 5 Jahren bei Patienten mit einem T1b–T3aNxMo PCA nach Brachytherapie mit 103-Palladium und 125-Iod untersucht. 77 Patienten erhielten eine neoadjuvante Hormontherapie vor der Brachytherapie und 86 Patienten erhielten eine neoadjuvante Hormontherapie vor Brachytherapie sowie zusätzlich eine externe Strahlentherapie und einen Prostataboost nach Brachytherapie. Bei einer medianen Nachbeobachtung über 31 Monate betrug die biochemische Rezidivfreiheit bei Patienten mit einem „low-risk", „intermediate risk" und einem „high risk" PCA 97,1%, 97,5% bzw. 84,4%. Stone und Mitarbeiter (2000) biopsierten 296 Patienten nach Brachytherapie; 115 hatten zusätzlich eine neoadjuvante Hormontherapie über 3 Monate und eine adjuvante Hormontherapie für 3 Monate erhalten. In der Hormontherapierten Gruppe fanden sich positive Biopsien in 3,5% versus 14% in der Gruppe ohne Hormontherapie (p=0,002). Zusätzlich wurden die Patienten in eine „low-risk" (i. e. PSA ≤10 ng/ml; Stadium T2a; Gleason ≤6) und „high risk" (i. e. alle übrigen) stratifiziert. Hierbei zeigte sich, dass Patienten in der „low-risk"-Gruppe nicht von der zusätzlichen Hormontherapie profitierten, wohingegen Patienten in der „high-risk" Gruppe ohne Hormontherapie signifikant häufiger positive Biopsien aufwiesen (3,4% versus 21,1%; p=0.003). Potters und Mitarbeiter untersuchten die Bedeutung der neoadjuvanten Hormontherapie vor Brachytherapie mit einer „matched-pair" Analyse von 612 konsekutiven Patienten mit einem lokal begrenzten PCA (Potters et al. 2000). Die Patienten waren mit einer Brachytherapie mit 103-Palladium und 125-Iod als Monotherapie oder in Kombination mit einer externen Strahlentherapie behandelt worden. 163 Patienten mit Prostatagewicht >60 g wurden zusätzlich mit einer neoadjuvanten Hormontherapie zur Volumenreduktion behandelt. Die mediane Dauer der neoadjuvanten Hormontherapie betrug 3,4 Monate. 263 Patienten mit einer medianen Nachbeobachtung über 46 Monate wurden entsprechend gepaart. Die biochemische Rezidivfreiheit nach 5 Jahren betrug im Konbinationsarm 87,1% versus 86,9% bei ausschließlicher Brachytherapie. In einer Subgruppenanalyse konnten keine Faktoren identifiziert werden, bei deren Vorliegen eine Hormontherapie nützlich war. Daher bleibt derzeit der Stellenwert der Hormontherapie in Verbindung mit der Brachytherapie unklar; es fehlen entsprechende prospektive randomisierte Studien (Grimm et al. 2001).

3.1.4 Frühe versus verzögerte Androgenblockade beim fortgeschrittenen Prostatakarzinom

Der Zeitpunkt des Einsatzes der Androgenblockade bei Patienten mit einem metastasierten PCA wird sehr kontrovers diskutiert (Grossfeld et al. 2001). In der Vergangenheit war diese Entscheidung einfacher: Das unbehandelte PCA metastasiert fast immer in den Knochen. Die meisten Patienten wurden aufgrund dieser Knochenmetastasen symptomatisch, sodass bei Knochenschmerzen umgehend eine Therapie eingeleitet wurde. Seit die Quantifizierung des prostataspezifischen Antigens (PSA) möglich ist, hat sich dies radikal geändert. Das PSA wird sowohl von den benignen als auch von den malignen Epithelzellen der Prostata produziert. Nach einer Prostatektomie sollte das PSA nicht mehr nachweisbar sein. Bei einer Strahlentherapie (extern oder einer Brachytherapie) sollte der PSA-Wert abfallen, ein Plateau erreichen und dort stabil bleiben. Nach Prostatektomie oder Strahlentherapie zeigt ein nachweisbarer oder steigender PSA-Wert ein Karzinomrezidiv an. Die Frage, wann in einem solchen Fall mit einer Hormontherapie begonnen werden sollte, ist schwierig, obgleich Daten aus verschiedenen Quellen dem Arzt und dem Patienten Hinweise geben. Das Konzept des „watchful waiting", d. h. mit der Behandlung erst nach dem Auftreten von Symptomen zu beginnen, wurde bereits in den 70er Jahren aufgrund der Ergebnisse der VACURG Studien untersucht. Es zeigte sich, dass eine Therapie erst nach Auftreten von Symptomen das karzinomspezifische Überleben bei Patienten mit einem lokal fortgeschrittenen oder metastasierten PCA nicht verlängerte (Byar 1973). In dieser Studie starben allerdings nur 41% der Patienten am PCA. In einer Reanalyse der Daten der VACURG Studien zeigte sich, dass eine frühe Hormontherapie mit DES das Überleben insbesondere jüngerer Patienten mit einem lokal fortgeschrittenen oder metastasierten PCA verlängert (Byar u. Corle 1988, Cox u. Crawford 1995). Kürzlich ist in vier Studien versucht worden, den Stellenwert des „watchful waiting" in der heutigen Zeit zu evaluieren. Zwischen 1985 und 1993 hat der „Medical Research Council Trial" 938 Patienten mit einem lokal fortgeschrittenen oder asymptomatisch metastasierten PCA in 2 Gruppen randomisiert: sofortige (d. h. zum Zeitpunkt der Diagnose) versus verzögerte (d. h. bei Auftreten von Symptomen) Androgenblockade (Orchiektomie oder LHRH-Analoga) (MRC 1997). In dieser Studie starben 67% der Patienten am PCA. Obgleich diese Studie wegen methodologischer Mängel sehr kritisiert wird, zeigte sie eine Verlängerung des krankheitsspezifischen und des Gesamtüberlebens bei den Patienten, die sofort behandelt worden waren. Zusätzlich hatten die erst verzögert behandelten Patienten signifikant häufiger schwerwiegende Komplikationen. Patienten mit einem metastasierten PCA wurden im Median nach 9 Monaten symptomatisch und mussten behandelt werden, obgleich wenige Patienten unbehandelt verstorben sind. Eine kürzliche Reanalyse zeigte keinen signifikanten Unterschied im Gesamtüberleben zwischen beiden Gruppen, das krankheitsspezifische Überleben wurde dagegen bestätigt (MRC 2000). Bei sofortiger Behandlung verstarben mehr Patienten nicht PCA spezifisch, eine erhöhte kardiovaskuläre Mortalität wurde nicht beobachtet. Es wird angenommen, dass die Hormontherapie das PCA kontrolliert und so die Komorbidität ihren natürlichen Verlauf nimmt.

Die EORTC randomisierte 415 Patienten mit einem lokal fortgeschritten PCA zwischen Strahlentherapie und Strahlentherapie plus Hormontherapie (Bolla et al. 1997). Das Gesamtüberleben betrug nach 5 Jahren 79% im Kombinationsarm versus 62% im alleinigen Bestrahlungsarm (p=0,001). Das krankheitsspezifische Überleben betrug nach 5 Jahren 85% im Kombinationsarm versus 48% im alleinigen Bestrahlungsarm (p<0,001). Ein Lokalrezidiv entwickelten nur 3% der Patienten im Kombinationsarm versus 23% bei alleiniger Bestrahlung (p<0,001). Des Weiteren haben die RTOG 85-31, 86-10 und 92-02 den Nutzen der zusätzlichen Hormontherapie zur Strahlentherapie untersucht. Über eine Subgruppenanalyse der RTOG 85-31 und 86-10 Daten wurde kürzlich berichtet (Horwitz et al. 2001). An Patienten mit einem T2-3NoMo PCA, die einer definitiven Bestrahlungstherapie zugeführt worden waren, wurde untersucht, ob eine Langzeithormontherapie Vorteile gegenüber einer kurzzeitigen Hormontherapie (4 Monate Behandlung) bietet. Bei der Langzeithormontherapie waren das biochemisch krankheitsfreie Überleben (PSA<1,5 ng/ml länger als 1 Jahr nach Randomisierung) und die Häufigkeit von Fernmetastasen signifikant besser als bei kurzzeitiger Hormonbehandlung oder alleiniger Strahlentherapie – allerdings galt dies nur für eine Untergruppe von Patienten mit einer Gleason-Summe ≥7. Die beiden letztgenannten Gruppen unterschieden sich diesbezüglich nicht. Das Gesamtüberleben in allen 3 Gruppen unterschied sich nicht. Von 1988 bis 1993 hat die ECOG die sofortige Hormontherapie bei Patienten mit einem positiven Absetzungsrand nach radikaler Prostatektomie untersucht und die Patienten in zwei Gruppen randomisiert: sofortiger Androgenentzug (Goserelin oder Orchiektomie) oder verzögerte Therapie bei Krankheitsprogression (Messing et al. 1999). Eine mediane Nachbeobachtung über 7,1 Jahren ergab bei sofortiger Hormontherapie eine signifikante Verlängerung des Gesamtüberlebens (p=0,02), des progressionsfreien Überlebens ($p<0{,}001$) und des karzinomspezifischen Überlebens ($p=0{,}001$). Nach 10 Jahren beträgt die Überlebensrate bei sofortiger Hormontherapie 80% versus 55% bei späterem Beginn der Hormontherapie ($p=0{,}02$).

3.1.5 Nebenwirkungen der Androgenblockade

Allgemein gilt eine Hormonblockade als gut verträglich. Oft werden die Patienten nur über den Verlust der Libido als einzige Nebenwirkung informiert. Dennoch können eine Reihe zusätzlicher unerwünschter Begleiterscheinungen auftreten: Gewichtszunahme, Depression, Osteopenie, Anämie, Muskelatrophie, Hitzewallungen, Verlust der kognitiven Funktion und ein Abfall des High-density-Lipoproteins (Stone et al. 2000; Tayek et al. 1990; Diamond et al. 1998; Hedlund et al. 2000; Atala et al. 1992). Ausgeprägte Nebenwirkungen machen einen Wechsel der Therapieform notwendig. Unter Estrogen treten deutlich weniger Hitzewallungen auf als bei einer Behandlung mit LHRH-Analoga bzw. bei Orchiektomie (Spetz et al. 2001). Die zusätzliche Gabe eines niedrigdosierten Estrogens kann bei Patienten nach Orchiektomie die Heftigkeit der Hitzewallungen mindern (Atala et al. 1992). Dies gilt auch für Venlafaxin (Quella et al. 1999). Antiandrogene haben z. T eine gewisse Lebertoxizität, die insbesondere bei Patienten mit präexistenten Lebererkrankungen beachtet werden muss. Daher ist es sinnvoll, regelmäßig die Leberenzyme zu kontrollieren. Eine kurzfristige Radiatio der Brust kann, wenn sie vor der Behandlung durchgeführt wird, die Ausbildung einer Gynäkomastie verhindern. Patienten, die ihre Potenz erhalten möchten, können in ausgewählten Fällen mit einer hochdosierten antiandrogenen Therapie behandelt werden.

Oft brauchen die Patienten eine Hormonblockade über Jahre, in vielen Fällen auch lebenslang. Eine langfristige Androgenablation führt aber oft zu einer Osteoporose (Stege 2000, Stoch et al. 2001; Kiratli et al. 2001). Die Häufigkeit osteoporotischer Frakturen ist bei diesen Patienten deutlich gesteigert (Daniell 2001). Treten bei diesen Patienten Knochenfrakturen auf, so ist das mediane Überleben deutlich verkürzt (Oefelein et al. 2002).

Im Rahmen einer Studie zur intermittierenden Androgenblockade wurde die Knochendichte in der Lendenwirbelsäule und der Hüfte bestimmt: bei 46% der Behandelten fand sich eine Osteopenie und bei 20% eine Osteoporose (Malone et al. 2001). In einer ähnlichen Studie wurde bei 50% der Patienten, die mindestens über 12 Monate androgenblockiert waren, eine asymptomatische Wirbelfraktur nachgewiesen (Modi et al. 2001). Die genaue Inzidenz der klinisch relevanten Frakturen ist aber unbekannt. Beim Mammakarzinom konnte gezeigt werden, dass die Verhinderung der Osteopenie/Osteoporose wesentlich ist, um Knochenfrakturen zu verhindern (Theriault et al. 1999). Kürzlich wurde die Knochendichte bei 47 Patienten mit einem hormonsensitiven PCA bestimmt (Smith et al 2001). Die Patienten wurden entweder mit Leuprorelin allein oder mit Leuprorelin und Pamidronat, einem Bisphosphonat, behandelt. Pamidronat bewirkte eine signifikante Protektion der Knochendichte in der Lendenwirbelsäule und der Hüfte. Die Behandlungsdauer betrug nur 48 Wochen. Dennoch sank in der Leuprorelin-Gruppe die Knochendichte deutlich; um 3.3% in der Lendenwirbelsäule und um 1,8% in der Hüfte. In einer weiteren Studie wurden 106 Patienten mit einem hormonsensitiven PCA entweder mit einem LHRH-Analogon allein oder einem LHRH-Analogon und Zoledronat, einem weiteren Bisphosphonat, behandelt. Zoledronat erhöhte bei diesen Patienten sogar die Knochendichte (Smith et al. 2002).

Zoledronat ist in den USA und in Europa zur Behandlung von Skelettveränderungen bei Patienten mit einem metastasierten PCA zugelassen. Vorangegangene kleinere Studien mit Etidronat, Clodronat und Pamidronat zeigten eine geringfügigere Schmerzreduktion ohne aber das Fortschreiten der Metastasen zu verlangsamen oder das Eintreten von Skelettkomplikationen zu verhindern. Dies konnte jetzt erstmals für Zoledronat in einer randomisierten plazebokontrollierten Doppelblindstudie an 643 Patienten mit einem metastasierten PCA belegt werden. Im Rahmen einer 3-armigen Studie wurden 8 mg Zoledronat versus 4 mg Zoledronat versus Plazebo alle 3 Wochen für 15 Monate mit anschließender 9 monatiger Erhaltungsphase geprüft. Das 8 mg Zoledronat behandelte Kollektiv wurde wegen schlechterer Verträglichkeit bei nicht besserer Wirksamkeit aufgegeben. Die Hauptendpunkte der Studie waren Skelettkomplikationen, Nebenwirkungen und Überleben. Die Auswertung ergab, dass Zoledronat bei Patienten mit einem hormonrefraktären PCA zu einer 25%igen Reduktion von Skelettkomplikationen und einer 40%igen Reduktion von Knochenfrakturen führt. Sowohl die Gesamtzahl als auch die Häufigkeit pathologischer Frakturen nahm durch die Therapie mit Zoledronat signifikant ab. Klinisch wesentlich sind die signifikante Verlängerung der Zeit bis zum Auftreten einer Skelettkomplikation, bzw. einer pathologischen Fraktur sowie einer deutlichen Reduktion der Schmerzprogredienz; lediglich grippeähnliche Symptome und myalgische Beschwerden wurden unter Zoledronat häufiger gesehen als unter Plazebo (Saad et al. 2002).

Zudem wird ein anti-metastatisches Potential der Bisphosphonate diskutiert. *In vitro* konnte gezeigt werden, dass Bisphosphonate die Adhäsion der Tumorzelle an der Knochenmatrix inhibieren (Boissier et al. 1997), die Invasion der Tumorzelle in die Knochenmatrix verhindern und die Metalloproteinasen inhibieren (Boissier et al. 2000).

3.1.6 Alternativen zur klassischen Androgenblockade

Aufgrund der Nebenwirkungen, die mit Androgenblockade insbesondere bei Langzeitanwendung verbunden sind, sind mehrere Therapiestrategien untersucht worden, um die unerwünschten Begleiterscheinungen der Therapie zu reduzieren und gleichzeitig die Androgendeprivation aufrechtzuerhalten.

3.1.6.1 Intermittierende Androgenblockade

Bereits 1986 berichteten Klotz und Mitarbeiter in einer Studie über 20 Patienten, die intermittierend androgenblockiert worden waren (Klotz et al. 1986). 19 Patienten erhielten DES und 1 Patient Flutamid. Die Behandlung wurde bis zum klinischen Nachweis des Ansprechens fortgeführt, im Median für 10 Monate. Die Behandlung wurde dann unterbrochen und beim erneuten Nachweis einer Progression erneut begonnen. Die mediane Zeit bis zum Relapse betrug 8 Monate nach Therapieunterbrechung. Alle Patienten sprachen auf eine erneute Androgenblockade an. In vitro konnten Sato und Mitarbeiter die Reversibilität der zyklischen Androgensuppression demonstrieren. Sie erlaubt den androgen-sensitiven Zellen ihr apoptotisches Potential wieder zu erlangen und folglich die Progression in einen androgen-unabhängigen Zustand zu verlangsamen (Sato et al. 1996). Die Möglichkeit der intermittierenden Androgenblockade die Nebenwirkungen der kontinuierlichen Androgenblockade zu vermindern, wird durch eine Vielzahl von Phase-II-Studien unterstützt (Wolff u. Tunn 2000). Die Patienten berichten über eine Verbesserung der Lebensqualität in den Therapiepausen (Bruchovsky et al. 2000; Grossfeld et al. 1998). In einer Studie konnte gezeigt werden, dass sich in den Therapiepausen bei 42% der Patienten die Energie verbessert, bei 60% keine Hitzewallungen auftraten bzw. diese bei 33% seltener wurden, bei 75% die Libido zunahm und bei 62% eine Verbesserung der Erektion eintrat (Bales et al. 1996). Bei einem retrospektiven Vergleich zwischen der intermittierenden und der kontinuierlichen Androgenblockade fand sich kein Überlebensunterschied. Angemerkt werden muss aber, dass es bei ca. 25% der Patienten, die zwischen 6 und 12 Monate androgen blockiert wurden, zu keiner Erholung der gonadalen Funktion mit konsekutivem Anstieg des Testosterons mit Verbesserung der Symptome kommt, wenn die Androgenblockade gestoppt wird.

Das Konzept der IAB beinhaltet eine Androgenblockade über 6 bis 9 Monate bis ein PSA-Nadir etabliert ist. Anschließend wird die Therapie unterbrochen. Es kommt zu einem Wiederanstieg des Testosterons und einer Verbesserung der Lebensqualität; allerdings kommt es ebenfalls zu einer erneuten Proliferation der androgen-abhängigen PCA Zellen. Meist wird bei einem Wiederanstieg des PSA auf Werte zwischen 4 und 10 ng/ml die Androgenblockade wieder aufgenommen. In großen randomisierten Phase-III-Studien u. a. der deutschen Krebsgesellschaft wird derzeit der Einfluss der IAB auf das progressionsfreie Überleben, Gesamtüberleben und die Lebensqualität untersucht. Bis zum Vorliegen von Ergebnissen aus diesen Phase-III-Studien muss dieser Ansatz als experimentell angesehen werden. Eine weitere Form der intermittierenden Androgenblockade ist die so genannte Triple Androgenblockade (TrAB) (Leibowitz u. Tucker 2001). Über ein Jahr wird zusätzlich zur maximalen Androgenblockade mit einem LHRH-Analogon und einem Antiandrogen Finasterid verabreicht, in der Vorstellung, die Androgenproduktion auch in der Prostata selbst zu unterbinden. Nach diesem Zeitraum nehmen die Patienten nur noch Finasterid alleine als „Erhaltungstherapie“ ein. Bei der TrAB handelt es sich um eine rein experimentelle Methode ohne Studiengrundlage, da Untersuchungen zu Finasterid in diesem Zusammenhang komplett fehlen.

3.1.6.2 Sequentielle Androgenblockade

Die Kombination eines nichtsteroidalen Antiandrogens (z. B. Flutamid 750 mg/d, Bicalutamid 50 mg/d) mit Finasterid (5–10 mg/d) blockiert die Konversion von Testosteron in seinen aktiven Metaboliten Dihydrotestosteron und verhindert außerdem die Bindung von Testosteron und Dihydrotestosteron an den Androgenrezeptor. Dieser experimentelle Ansatz wird als sequentielle Androgenblockade (SAB) bezeichnet und resultiert in einer Androgenblockade auf Zellebene, ohne den Serumtestosteronspiegel zu beeinflussen. In Phase-II-Studien kam es bei den meisten Patienten zu einem Abfall des PSA ohne die sexuelle Potenz zu beeinflussen (Fleshner et al. 1995; Ornstein et al. 1996; Kirby et al. 1999; Brufsky et al. 1997). Allerdings ist diese Form der Behandlung noch nicht gegen eine klassische Androgenblockade im Rahmen einer Phase-III-Studie getestet worden und sein Einfluss auf das Überleben ist unklar. Zuerst wurde diese Therapie bei Patienten mit einem fortgeschrittenen PCA eingesetzt, die ihre Potenz erhalten wollten. In letzter Zeit kommt sie zunehmend bei Patienten mit einem PSA-Rezidiv nach kurativer Therapie zur Anwendung. Dennoch ist dieser Therapieansatz derzeit ungeprüft. In einer Studie konnte allerdings gezeigt werden, dass zirka 80% der Patienten, die nach SAB einen PSA-Progress aufweisen, auf eine klassische Androgenblockade ansprechen (Ornstein et al. 1998).

3.1.6.3 Periphere Androgenblockade

Die Standarddosierung von Bicalutamid in der Kombinationstherapie beträgt 50 mg/d. In verschiedenen Studien konnte gezeigt werden, dass eine Dosierung von 150 mg/d bei Patienten mit einem fortgeschrittenen PCA der Kastration vergleichbar effektiv ist. Diese hohe Dosierung ist daher als periphere Androgenblockade bezeichnet worden (Kolvenbag et al. 2001). Die PAB ist mit der klassischen Androgenblockade in zwei randomisierten Studien vergleichend untersucht worden. 805 Patienten hatten ein ossär metastasiertes PCA (M1) und 480 Patienten ein lokal fortgeschrittenes PCA ohne Knochenmetastasen (Mo). Nach einer medianen Nachbeobachtung von 6,3 Jahren fand sich in der Mo-Gruppe kein signifikanter Unterschied im Gesamtüberleben sowie in der Zeit bis zur Progression zwischen Kastration und Bicalutamid 150 mg. Demgegenüber zeigte sich in der M1-Gruppe ein Überlebensvorteil von 6 Wochen für die Kastration. Die PAB mit Bicalutamid wurde im Vergleich zur Androgenblockade gut toleriert. Allerdings entwickelte sich in zirka 50% eine Gynäkomastie.

Weiterführende Literatur:

Atala A, Amin M, Harty JI. Diethylstilbestrol in treatment of post orchiectomy vasomotor symptoms and its relationship with serum follicle-stimulating hormone, luteinizing hormone, and testosterone. Urology 1992;39:108

Bailar JD, Byar DP. Estrogen treatment for cancer of the prostate. Early results with 3 doses of diethylstilbestrol and plazebo. Cancer 1970;26:257

Bales GT, Sinner MD, Kim JH, et al. Impact of intermittent androgen deprivation on quality of life. J Urol 1996; 155:1069

Blackard CE, Byar DP, Jordan WP Jr. Orchiectomy for advanced prostatic carcinoma: A re-evaluation. Urology 1973;1:553

Boccardo F, Pace M, Robagotti A, et al. Goserelin acetate with or without flutamide in the treatment of patients with locally advanced or metastatic prostate cancer. Eur J Cancer 1993;29:1088–1093

Boissier S, Ferreras M, Peyruchaud O, et al. Bisphosphonates inhibit breast and prostate carcinoma cell invasion, an early event in the formation of bone metastases. Cancer Res 2000;60:2949–2954

Boissier S, Magnetto S, Frappart L, et al. Bisphosphonates inhibit prostate and breast carcinoma cell adhesion to unmineralized and mineralized bone extracellular matrices. Cancer Res 1997;57:3890

Bolla M, Gonzalez D, Warde P, et al. Improved survival in patients with locally advanced prostate cancer treated with radiotherapy and goserelin. N Engl J Med 1997;337:295

Bolla M, Collette L, Blank L et al. Long-term results with immediate androgen suppression and external irradiation in patients with locally advanced prostate cancer (an EORTC study): a phase III randomised trial.

Lancet 2002 Jul 13;360(9327):103

Bruchovsky N, Klotz LH, Sadar M, et al. Intermittent androgen suppression for prostate cancer: Canadian Prospective Trial and related observations. Mol Urol 2000;4:191

Brufsky A, Fontaine-Rothe P, Berlane K, et al. Finasteride and flutamide as potency-sparing androgen-ablative therapy for advanced adenocarcinoma of the prostate. Urology 1997;49:913

Burrows H. Biological Actions of Sex Hormones. Cambridge, Cambridge Uni-versity Press, 1949: pp176

Byar DP. Proceedings: The Veterans Administration Cooperative Urological Research Group's studies of cancer of the prostate. Cancer 1973:32:1126

Byar DP, Corle DK. Hormone therapy for prostate cancer: Results of the Veterans Administration Cooperative Urological Research Group studies. NCI Monogr 1988;7:165

Cassileth BR, Soloway MS, Vogelzang NJ, et al. Quality of life and psychosocial status in stage D prostate cancer. ZoladexProstate Cancer Study Group. Qual Life Res 1992 1:323

Cassileth BR, Soloway MS, Vogelzang NJ, et al. Patients' choice of treatment in stage D prostate cancer. Urology 1989 33(Suppl):57

Chadwick DJ, Gillatt DA, Gingell, JC. Medical or surgical orchidectomy: The patients' choice. BMJ. 1991;302:572

Chang A, Yeap B, Davis T, et al. Double-blind, randomized study of primary hormonal treatment of stage D2 prostate carcinoma: Flutamide versus diethylstilbestrol. J Clin Oncol 1996;14:2250

Chodak G, Sharifi R, Kasimis B, et al. Single-agent therapy with bicalutamide: A comparison with medical or surgical castration in the treatment of advanced prostate carcinoma. Urology 1995;46:849

Citrin DL, Resnick MI, Guinan P, et al. A comparison of Zoladex and DES in the treatment of advanced prostate cancer: Results of a randomized, multicenter trial. Prostate 1991;18:139

Clark JA, Wray NP, Ashton CM. Living with treatment decisions: Regrets and quality of life among men treated for metastatic prostate cancer. J Clin Oncol 2001;19:72

Cox RL, Crawford ED. Estrogens in the treatment of prostate cancer. J Urol 1995;154:1991

Crawford ED, Eisenberger MA, McLeod DG, et al. A controlled trial of leuprolide with and without flutamide in prostatic carcinoma. N Engl J Med 1989;321:419

D'Amico AV, Schultz D, Loffredo M, et al. Biochemical outcome following external beam radiation therapy with or without androgen suppression therapy for clinically localized prostate cancer. JAMA 2000;284:1280

Daniell HW. Osteoporosis due to androgen deprivation in men with prostate cancer. Urology 2001; 58 (Suppl): 101

de Voogt HJ. The position of cyproterone acetate (CPA), a steroidal anti-androgen, in the treatment of prostate cancer. Prostate Suppl 1992;4:91

Denis L, Murphy GP. Overview of phase III trials on combined androgen treatment in patients with metastatic prostate cancer. Cancer 1993;72:3888

Denis L, Robinson M, Mahler C, et al. Orchidectomy versus Zoladex plus Eulexin in patients with metastatic prostate cancer (EORTC 30853). J Steroid Biochem Mol Biol 1990;37:951

Denis L. European Organization for Research and Treatment of Cancer (EORTC) prostate cancer trials, 1976–1996. Urology 1998;51:50

Diamond T, Campbell J, Bryant C, et al. The effect of combined androgen blockade on bone turnover and bone mineral densities in men treated for prostate carcinoma: Longitudinal evaluation and response to intermittent cyclic etidronate therapy. Cancer 1998;83:1561

Ditonno P, Battaglia M, Selvaggi FP. Adjuvant hormone therapy after radical prostatectomy: Indications and results. Tumori 1997;83:567

Eisenberger MA, Blumenstein BA, Crawford ED, et al. Bilateral orchiectomy with or without flutamide for metastatic prostate cancer. N Engl J Med 1998;339: 1036

Emtage LA, Trethowan C, Kelly K, et al. A phase III open randomized study of Zoladex 3.6 mg depot versus DES 3 mg per day in untreated advanced prostate cancer: A West Midlands Urological Research Group Study. Prog Clin Biol Res 1989;303:47

Fleshner NE, Trachtenberg J. Combination finasteride and flutamide in advanced carcinoma of the prostate: Effective therapy with minimal side effects. J Urol 1995;154:1642

Gleave ME, Goldenberg SL, Chin JL, et al. Randomized comparative study of 3 versus 8-month neoadjuvant hormonal therapy before radical prostatectomy: Biochemical and pathological effects. J Urol 2001;166: 500

Gleave ME, La Bianca SE, Goldenberg SL, et al. Long-term neoadjuvant hormone therapy prior to radical prostatectomy: Evaluation of risk for biochemical recurrence at 5-year follow-up. Urology 2000;56:289

Goldenberg SL, Bruchovsky N. Use of cyproterone acetate in prostate cancer. Urol Clin North Am 1991;18:111

Grimm PD, Blasko JC, Sylvester JE, et al. 10-year biochemical (prostate-specific antigen) control of prostate cancer with (125)I-brachytherapy. Int J Radiat Oncol Biol Phys. 2001;51:31

Grossfeld GD, Small EJ, Carroll PR. Intermittent androgen deprivation for clinically localized prostate cancer: Initial experience. Urology 1998;51:137

Grossfeld GD, Small EJ, Lubecka DP, et al. Androgen deprivation therapy for patients with clinically localized (stages T1 to T3) prostate cancer and for patients with biochemical recurrence after radical prostatectomy. Urology 2001;58:56

Hanks GE, Lu J, Machtay M, et al. RTOG Protocol 92-02: A phase III trial of the use of long term androgen suppression following neoadjuvant hormonal cytoreduction and radiotherapy in locally advanced carcinoma of the prostate. Proc Am Soc Clin Oncol 2000;19:1284

Hedlund PO. Side effects of endocrine treatment and their mechanisms: Castration, antiandrogens, and estrogens. Prostate (Suppl) 2000;10:32

Horwitz EM, Winter K, Hanks GE, et al. Subset analysis of RTOG 85-31 and 86-10 indicates an advantage for long-term versus short-term adjuvant hormones for patients with locally advanced nonmetastatic prostate cancer treated with radiation therapy. Int J Radiat Oncol Biol Phys 2001;49:947

Huggins C, Hodges CV. Studies on prostatic cancer. I. The effect of castration, estrogen and androgen injection on serum phosphatases in metastatic carcinoma of the prostate. Cancer Res 1941;1:293

Iversen P, Tyrrell CJ, Kaisary AV, et al. Bicalutamide monotherapy compared with castration in patients with nonmetastatic locally advanced prostate cancer: 6,3 years of followup. J Urol 2000; 164: 1579

Kiratli BJ, Srinivas S, Perkash I, Terris M. Progressive decrease in bone density over 10 years of androgen deprivation therapy in patients with prostate cancer. Urology 2001; 57: 127

Kirby R, Robertson C, Turkes A, et al. Finasteride in association with either flutamide or goserelin as combination hormonal therapy in patients with stage M1 carcinoma of the prostate gland. International Prostate Health Council (IPHC) Trial Study Group. Prostate 1999;40:105

Klotz LH, Herr HW, Morse MJ, et al. Intermittent endocrine therapy for advanced prostate cancer. Cancer 1986;58:2546

Kolvenbag GJ, Iversen P, Newling DW. Antiandrogen monotherapy: A new form of treatment for patients with prostate cancer. Urology 2001;58:16

Labrie F, Dupont A, Belanger A et al. New approach in the treatment of prostate cancer: complete instead of partial withdrawal of androgens. Prostate 1983;4:579

Lawton CA, Winter K, Murray K, et al. Updated results of the phase III Radiation Therapy Oncology Group (RTOG) trial 85-31 evaluating the potential benefit of androgen suppression following standard radiation therapy for unfavourable prognosis carcinoma of the prostate. Int J Radiat Oncol Biol Phys 2001;49:937

Leibowitz RL, Tucker SJ. Treatment of localized prostate cancer with intermittent triple androgen blockade: Preliminary results in 110 consecutive patients. Oncologist 2001;6:177

Leuprolide Study Group. Leuprolide versus diethylstilbestrol for metastatic prostate cancer. N Engl J Med 1984;311: 1281

Maatman TJ, Gupta MK, Montie JE. Effectiveness of castration versus intravenous estrogen therapy in producing rapid endocrine control of metastatic cancer of the prostate. J Urol 1985;133:620

Malone S, Donker R, Perry G, et al. Long term side effects of intermittent androgen suppression therapy in prostate cancer: Results of a phase II study. Proc Am Soc Clin Oncol 2001;20:2390

McLeod D, Zinner N, Tomera K, et al. A phase 3, multicenter, open-label, randomised study of abarelix versus leuprolide acetate in men with prostate cancer. Urology 2001;58:756

Medical Research Council Prostate Cancer Working Party Investigators Group. Immediate versus deferred treatment for advanced prostatic cancer: Initial results of the Medical Research Council trial. Br J Urol 1997;79:235

Medical Research Council Prostate Cancer Working Party Investigators Group. Immediate versus deferred hormone therapy for prostate cancer: How safe is androgen deprivation? Brit J Urol Int 2000;86:220

Merrick GS, Butler WM, Galbreath RW, et al. Five-year biochemical outcome following permanent interstitial brachytherapy for clinical T1–T3 prostate cancer. Int J Radiat Oncol Biol Phys 2001;51:41

Messing EM, Manola J, Sarosdy M, et al. Immediate hormonal therapy compared with observation after radical prostatectomy and pelvic lymphadenectomy in men with node-positive prostate cancer. N Engl J Med 1999;341:1781

Modi S, Wood L, Siminoski K, et al. A comparison of the prevalence of osteoporosis and vertebral fractures in men with prostate cancer on various androgen deprivation therapies: Preliminary report. Proc Am Soc Clin Oncol 2001;20:2420

Nesbit RM, Baum WC. Endocrine control of prostatic carcinoma, clinical and statistical survey of 1,818 cases. JAMA 1950;143:1317–1320

Nesbit RM, Plumb RT. Prostatic carcinoma, follow-up on 795 patients treated prior to endocrine era and comparison of survival rates between these and patients treated by endocrine therapy. Surg 1946;20:263

Oefelein MG, Richiuti V, Conrad W, Resnick MI. Skeletal fractures negatively correlate with overall survival in men with prostate cancer. J Urol 2002; 168: 1005

Ornstein DK, Rao GS, Johnson B, et al. Combined finasteride and flutamide therapy in men with advanced prostate cancer. Urology 1996;48:901–5

Ornstein DK, Smith DS, Andriole GL. Biochemical response to testicular androgen ablation among patients with prostate cancer for whom flutamide and/or finasteride therapy failed. Urology 1998;52:1094

Pavone-Macaluso M, de Voogt HJ, Viggiano G, et al. Comparison of diethylstilbestrol, cyproterone acetate, and medroxyprogesterone acetate in the treatment of advanced prostatic cancer: Final analysis of a randomised phase III trial of the European Organization for Research on Treatment of Cancer. J Urol 1986;136:624

Peeling, WB. Phase III studies to compare goserelin (Zoladex) with orchiectomy and with diethylstilbestrol in treatment of prostatic carcinoma. Urology 1989;33:45

Pilepich MV, Winter K, John MJ, et al. Phase III radiation therapy oncology group (RTOG) trial 86-10 of androgen deprivation adjuvant to definitive radiotherapy in locally advanced carcinoma of the prostate. Int J Radiat Oncol Biol Phys 2001;50:1243

Potosky AL, Knopf K, Clegg LX, et al. Quality-of-life outcomes after primary androgen deprivation therapy: Results from the Prostate Cancer Outcomes Study. J Clin Oncol 2001;17:3750

Potters L, Torre T, Ashley R, et al. Examining the role of neoadjuvant androgen deprivation in patients undergoing prostate brachytherapy. J Clin Oncol 2000;18:1187

Prostate Cancer Trialists' Collaborative Group. Maximum androgen blockade in advanced prostate cancer: An overview of the randomised trials. Lancet 2000;355:1491

Quella SK, Loprinzi CL, Sloan J, et al. Pilot evaluation of venlafaxine for the treatment of hot flashes in men undergoing androgen ablation therapy for prostate cancer. J Urol 1999;162:98

Robinson MR, Smith PH, Richards B, et al. The final analysis of the EORTC Genito-Urinary Tract Cancer Co-Operative Group phase III clinical trial (protocol 30805) comparing orchidectomy, orchidectomy plus cyproterone acetate and low dose stilboestrol in the management of metastatic carcinoma of the prostate. Eur Urol 1995;28:273

Saad F, Murray R, Venner P, et al. Zoledronic acid is effective in treatment of bone metastases from prostate cancer: Results of a large, phase III, double-blind, randomised trial. Presented at: American Association for Cancer Research Special Conference New Discoveries in Prostate Cancer Biology and Treatment; December 5–9, 2001; Naples, FL.

Saad F, Gleason DM, Murray R et al. A randomised, plazebo-controlled trial of zoledronic acid in patients with hormone-refractory metastatic prostate carcinoma. J Natl Cancer Inst 2002;94:1458

Sato N, Gleave ME, Bruchovsky N, et al. Intermittent androgen suppression delays progression to androgen-independent regulation of prostate-specific antigen gene in the LNCaP prostate tumour model. J Steroid Biochem Mol Biol 1996;58:139

Schellhammer PF, Sharifi R, Block NL, et al. Clinical benefits of bicalutamide compared with flutamide in combined androgen blockade for patients with advanced prostatic carcinoma: final report of a double-blind, randomised, multicenter trial. Casodex Combination Study Group. Urology 1997; 50: 330

Schulman CC, Debruyne FM, Forster G et al. 4-Year follow-up results of a European prospective randomised study on neoadjuvant hormonal therapy prior to radical prostatectomy in T2–3N0M0 prostate cancer. European Study Group on Neoadjuvant Treatment of Prostate Cancer. Eur Urol 2000;38:706

See WA, McLeod D, Iversen P, et al. The bicalutamide Early Prostate Cancer Program: Demography. Urol Oncol 2001;6:43

See WA, Wirth MP, McLeod DG et al. Bicalutamide as immediate therapy either alone or as adjuvant to standard care of patients with localised or locally advanced prostate cancer: first analysis of the early prostate cancer program. J Urol 2002 Aug;168(2):429

Smith MR, McGovern FJ, Zietman AL, et al. Pamidronate to prevent bone loss during androgen-deprivation therapy for prostate cancer. N Engl J Med 2001;345:948

Smith MR, Sasha D, Mansour R et al. Zoledronic acid increasesbone mineral density in men undergoing androgen deprivation therapy for prostate cancer. J Urol 2003 in press

Smith PH, Suciu S, Robinson MRG, et al. A comparison of the effect of diethylstilbestrol with low dose estramustine phosphate in the treatment of advanced prostatic cancer: Final analysis of a phase III trial of the European Organization for Research on Treatment of Cancer. J Urol 1986;136:619

Soloway MS, Pareek K, Sharifi R, et al.. Neoadjuvant androgen ablation before radical prostatectomy in cT2bNxMo prostate cancer: 5-year results. Lupron Depot Neoadjuvant Prostate Cancer Study Group. J Urol 2002;167:112

Spetz AC, Hammar M, Lindberg B, et al. Prospective evaluation of hot flashes during treatment with parental estrogen or complete androgen ablation for metastatic carcinoma of the prostate. J Urol 2001;166:517

Stege R. Potential side-effects of endocrine treatment of long duration in prostate cancer. Prostate 2000;10:38

Stoch SA, Parker RA, Chen L et al. Bone loss in men with prostate cancer treated with gonadotropin-releasing hormone agonists. J Clin Endocrinol Metab 2001; 86: 2787

Stone NN, Stock RG, Unger P. Effects of neoadjuvant hormonal therapy on prostate biopsy results after (125)I and (103)Pd seed implantation. Mol Urol 2000;4:163

Stone P, Hardy J, Huddart R, et al. Fatigue in patients with prostate cancer receiving hormone therapy. Eur J Cancer 2000;36:1134

Tayek JA, Heber D, Byerley LO, et al. Nutritional and metabolic effects of gonadotropin-releasing hormone agonist treatment for prostate cancer. Metabolism 1990;39:1314

The Veterans Administration Cooperative Urological Research Group. Carcinoma of the prostate: Treatment comparisons. J Urol 1967a;98:516

The Veterans Administration Cooperative Urological Research Group. Treatment and survival of patients with cancer of the prostate. Surg Gynecol Obstet 1967b;124: 1011

Theriault RL, Lipton A, Hortobagyi GN, et al. Pamidronate reduces skeletal morbidity in women with advanced breast cancer and lytic bone lesions: A randomised, plazebo-controlled trial. Protocol 18 Aredia Breast Cancer Study Group. J Clin Oncol 1999;17:846

Tunn UW, Bargelloni U, Cosciani S, et al. Comparison of LH-RH analogue 1-month depot and 3-month depot by their hormone levels and pharmacokinetic profile in patients with advanced prostate cancer. Urol Int 1998;60:9

Waymont B, Lynch TH, Dunn JA, et al. Phase III randomised study of zoladex versus stilboestrol in the treatment of advanced prostate cancer. Br J Urol 1992;69:614

White JW. The results of double castration in hypertrophy of the prostate. Ann Surg 1895;22:1

Wirth M, Frohmuller H, Marx F, et al. Randomised multicenter trial on adjuvant flutamide therapy in locally advanced prostate cancer after radical surgery: Interim analysis of treatment effect and prognostic factors. Br J Urol 1997;80:263A

Wirth M, Froehner M.: A review of studies of hormonal adjuvant therapy in prostate cancer. Eur Urol 1999;36 Suppl 2:14

Wolff JM, Tunn UW. Intermittent androgen blockade in prostate cancer: Rationale and clinical experience. Eur Urol 2000;38:365

Zincke H, Lau W, Bergstralh E, et al. Role of early adjuvant hormonal therapy after radical prostatectomy for prostate cancer. J Urol 2001;166:2208

3.2 Therapieoptionen beim hormonrefraktären Prostatakarzinom

Hat das Prostatakarzinom ein hormonrefraktäres Stadium erreicht, proliferiert der Tumor also trotz antiandrogener Therapie, sind die therapeutischen Möglichkeiten begrenzt. Ist das hormonrefraktäre Prostatakarzinom (HRPC) aber noch hormonsensibel, d. h. beschleunigen Androgene das Wachstum (s. 3.2.2), können zunächst sekundäre hormonelle Manipulationen angewandt werden. Hierzu gehören das Absetzen des Antiandrogens bei einem Progress unter maximaler Androgenblockade (s. 3.2.3.3) sowie die Suppression der Androgenproduktion der Nebenniere (s. 3.2.3.4). Bei Versagen dieser Therapieoptionen sollte eine Chemotherapie in Erwägung gezogen werden. Es gibt erste Hinweise, dass hierdurch das Überleben der Patienten verlängert werden kann. Dennoch ist dieser Vorteil stets gegenüber den oft erheblichen Nebenwirkungen abzuwägen. Gegenwärtig sollten Patienten möglichst im Rahmen kontrollierter klinischer Studien behandelt werden. In diesem Stadium der Erkrankung sind begleitende supportive Maßnahmen, insbesondere eine moderne Schmerztherapie, unabdingbar.

Das Prostatakarzinom ist mittlerweile der häufigste Tumor des Mannes und die zweithäufigste tumorbedingte Todesursache. Zufolge von Daten des Robert-Koch-Instituts werden jährlich 31561 Prostatakarzinome neu diagnostiziert. Die Mehrheit der Patienten wird gleich oder später mit einer Hormonentzugstherapie behandelt, die jedoch nach einem gewissen Zeitraum ihre Effektivität verliert. Trotz der Häufigkeit dieser Erkrankung gibt es bei einer Tumorprogression unter Androgenablation keine etablierte Standardtherapie. Patienten mit einem ossär metastasierten Prostatakarzinom weisen im Mittel nach 12 bis 18 Monaten eine Progression in ein hormonrefraktäres Stadium (HRPC) auf. Daher beträgt die mittlere Überlebenszeit 12 Monate (Mahler u. Denis 1995). Das HRPC ist durch einen kontinuierlichen PSA-Anstieg trotz einer adäquaten Androgensuppression mit Testosteronspiegeln im Kastrationsbereich charakterisiert (Scher 1995). Die Mehrheit dieser Patienten hat ausschließlich Knochenmetastasen. Die daraus resultierenden Komplikationen wie Knochenschmerzen, pathologische Frakturen, Rückenmarkskompressionen, Anämie und Thrombozytämie beeinträchtigen die Lebensqualität deutlich (Scher 1995; Vogelzang 1998).

3.2.1 Erfassung des therapeutischen Ansprechens nach Behandlung

Die Analyse von klinischen Studien bei HRPC wird durch eine Reihe für diese Krankheit spezifische methodologische Probleme erschwert. Deren Verständnis ist auch für die Betreuung von Patienten mit einem HRPC wesentlich. Sowohl die Einschlusskriterien als auch die Endpunkte in klinischen Studien wurden im Rahmen einer Umfrage von führenden Experten unterschiedlich definiert und gewertet (Dawson 1998). In Tabelle 4 sind die wichtigsten methodologischen Probleme zusammengefasst (s. 3.1.3.1).

Eine der Schwierigkeiten beim HRPC ist die Evaluierung des Ansprechens auf eine Behandlung. Nur 30% der Patienten mit einem HRPC haben zwei dimensional messbare Metastasen, sodass Phase-II-Responsekriterien selten angewandt werden können (diSant´Agnese 1992).

Daher dient in den meisten Studien das PSA als Surrogatmarker des Ansprechens. Retrospektive Analysen ergaben Hinweise auf eine bessere Lebenserwartung bei einem PSA-Abfall von mehr als 50% nach einer zytotoxischen Chemotherapie (Kelly 1993a, Smith 98). Dies bestätigte nun erstmals eine prospektiv randomisierte Studie (Small 2001). Demnach sollte PSA ein geeigneter Indikator sein, um das Ansprechen eines Patienten auf eine weitere therapeutische Maßnahme zu erfassen.

3.2.2 Definition der Hormonsensibilität

Das Prostatakarzinom bleibt in allen Stadien empfindlich für Androgene. Daher ist es notwendig, bei Patienten mit einer Progression der Erkrankung nach primärer Androgenblockade den Kastrationsbereich des Testosterons beizubehalten. Eine Beendigung der medikamentösen Kastration auch bei hormonrefraktären Prostatakarzinomen, also solchen die trotz eines Testosteronspiegels im Kastrationsbereich weiter proliferieren, hat nämlich einen weiteren Wachstumsschub zur Folge, ebenso wie bei Zufuhr von Androgenen (Fowler u. Whitmore 1981).

In einer retrospektiven Studie der ECOG war die Fortsetzung der medikamentösen Kastration ein unabhängiger prognostischer Faktor für das Überleben (Taylor 1993). Lediglich bei Patienten mit einer sehr fortgeschrittenen Erkrankung war die Beendigung der Androgenblockade ohne Auswirkung auf das Überleben (Hussein 1994). Die Zufuhr von Androgenen bedingte eine Progression der Erkrankung. In über 80% der Fälle entwickelten Patienten, die im Rahmen verschiedener klinischer

Protokolle mit exogenem Testosteron behandelt worden waren, eine Progression mit ernsthaften Komplikationen wie Rückenmarkskompression, deutlicher Schmerzzunahme und sogar Tod (Fowler u. Whitmore 1981; Fowler 1982).

Aufgrund dieser und neuerer Beobachtungen, wie z. B. des endokrinen Entzugssyndroms, ist ein neues Kategorisierungsschema für das hormonrefraktäre Prostatakarzinome vorgeschlagen worden (Kelly 1993b; Scher 1995, Scher 1997a). Es werden 3 Stadien definiert:

I Initialstadium
Das PCA ist *hormonabhängig und hormonempfindlich;* es spricht auf eine Therapie an, die zu einem Abfall des Testosteronspiegels oder einer Blockade der zellulären Funktion des Testosterons führt.

II Zwischenstadium
Das PCA ist *androgenunabhängig aber noch hormonempfindlich.* Der Tumor wächst unter Androgenblockade ist aber noch durch eine sekundäre Hormontherapie zu beeinflussen. Das Tumorwachstum wird durch Androgene stimuliert.

III Endstadium
Der Tumor ist *hormonunabhängig und hormonunempfindlich.* Er spricht auf eine Hormontherapie nicht mehr an.

Dieses Schema hat den Vorteil, dass der Tumor entsprechend seines hormonellen Ansprechens kategorisiert wird, unterschätzt aber die klinische Heterogenität des hormonrefraktären Prostatakarzinoms. Für weitere klinische Studien ist es notwendig, dass Patienten entsprechend ihrer vorherigen hormonellen Behandlung und dem Hormonzustand ihres Karzinoms entsprechend stratefiziert werden (Small 1997).

Hieraus resultieren zusätzliche therapeutische Optionen. Im Folgenden werden anhand eines Stufentherapieplans die verschiedenen Therapieoptionen beim hormonrefraktären Prostatakarzinom aufgeführt.

3.2.3 Stufentherapie des hormonrefraktären Prostatakarzinoms

Ein Stufentherapieplan beim homonrefraktären Prostatakarzinom ist in ***Abb. 3*** wiedergegeben.

3.2.3.1 Testosteron-Spiegel im Kastrationsbereich

Zunächst sollte ein Testosteron-Spiegel im Kastrationsbereich erreicht werden. Auch nach chirurgischer und medikamentöser Kastration weisen zirka 10% der Patienten einen normalen Testosteronspiegel auf. Diese Patienten sprechen auf einen entsprechenden Hormonentzug mit einer verlängerten Ansprechrate an (Klugo et al. 1981). Die Unterbrechung der testikulären Suppression, z. B. durch Absetzen eines LHRH-Agonisten, führt theoretisch zu einem Wiederwachsen der androgenabhängigen Prostatakarzinomzellen. Klinisch führt die Zufuhr von Androgenen bei Patienten mit einem hormonrefraktären Prostatakarzinom zu einer Verschlechterung der Erkrankung (Fowler u. Whitmore 1981). Obgleich der Effekt der kontinuierlichen testikulären Androgensuppression beim hormonrefraktären Prostatakarzinom nur minimal ist, sollte sie insbesondere aufgrund des Fehlens von prospektiven Daten und bei nur geringen Nebenwirkungen fortgeführt werden.

3.2.3.2 Zusätzliche Gabe eines Antiandrogens

Patienten mit einem fortgeschrittenen Prostatakarzinom und einer progressiven Erkrankung nach Kastration profitieren von der Änderung der Monotherapie in eine maximale Androgenblockade. Die zusätzliche Gabe eines nicht-steroidalen Antiandrogens (z. B. Bicalutamid, Flutamid) führte bei Patienten mit einem PSA-Relaps nach Kastration zu einer deutlichen PSA-Senkung (Fowler et al. 1995). Obgleich der Einfluss der zusätzlichen Gabe eines Antiandrogens auf das Überleben nicht bekannt ist, ist ihre Anwendung bei Patienten mit einem Progress nach alleiniger medikamentöser oder chirurgischer Kastration sinnvoll.

3.2.3.3 Absetzen des Antiandrogens

Patienten, die mit einer maximalen Androgenblockade behandelt wurden oder bei denen ein Antiandrogen im Verlauf der Therapie zusätzlich verordnet wurde, nehmen zumeist eines der in Deutschland auf dem Markt befindlichen Antiandrogene ein (Bicalutamid, Cyproteronacetat, Flutamid). Ein klinisches und ein PSA-Ansprechen wird von Männern berichtet, die nach Progression der Erkrankung das Antiandrogen abgesetzt haben. Dieses Antiandrogenentzugssyndrom (oder besser en-

Stufentherapieplan

1. **virginelles met. PCA**
   ⇒ Androgenblockade (medikamentöse oder chirurgische Kastration)

   Progression

2. **Komplettierung der Androgenblockade**
   ⇒ maximale Androgenblockade (Kastration plus nichtsteroidales AA)

   Progression

3. **Absetzen des Antiandrogens**
   ⇒ Antiandrogenentzugssyndrom (Antiandrogen absetzen)

   Progression

4. **Sekundäre Hormontherapie**
   ⇒ hochdosiert nichtsteroidales AA (z.B. Bicalutamid 150-200 mg/d)
   ⇒ **Inhibition der adrenalen Steroidsynthese (z.B. Ketokonazol 600 mg/d)**

   Progression

5. **Chemotherapie**
   möglichst im Rahmen einer klinischen Studie

   Progression

6. **Individuelle Therapie**

Abb. 3. Stufentherapieplan beim homonrefraktären Prostatakarzinom

dokrines Entzugssyndrom) zeigt in zirka 20–30% einen signifikanten PSA-Abfall (Kelly WK 1998) . Offenbar sprechen Patienten, die Flutamid (oder Bicalutamid) über einen längeren Zeitraum genommen haben, besonders gut auf den Entzug an. Das Phänomen tritt nach Absetzen des Flutamid innerhalb von Tagen ein, wo hingegen es nach Absetzen des Bicalutamid einige Wochen dauern kann, bis sich das Entzugssyndrom entwickelt (Schellhammer et al. 1997).

3.2.3.4 Sekundäre hormonelle Therapien

Nach Absetzen des Antiandrogens kann eine weitere hormonelle Therapie versucht werden. Es ist noch nicht in prospektiv randomisierten

Studien belegt, dass eine zytotoxische Chemotherapie das Überleben verlängert. Daher sollte diese Therapie außerhalb von klinischen Studien nur bei symptomatischen Patienten eingesetzt werden. Die Verfügbarkeit und das günstige Nebenwirkungsprofil der sekundären Hormontherapien erlaubt es, diese bei asymptomatischen Patienten mit ansteigenden PSA-Werten einzusetzen, die eine Behandlung wünschen. Aber auch die abwartende Beobachtung bleibt eine mögliche Maßnahme bei asymptomatischen Patienten. Außer bei Patienten mit einem Testosteronspiegel oberhalb des Kastrationsbereichs ist es schwierig, vorherzusagen, welche Untergruppe von Patienten besser auf eine sekundäre hormonelle Manipulation anspricht.

25% der Patienten mit einem hormonrefraktären Prostatakarzinom sprechen auf Bicalutamid in einer Dosierung von 150–200 mg/Tag an. Die Mehrzahl dieser Patienten hatte zuvor Flutamid erhalten. Die Behandlung mit einem Antiandrogen wird gut toleriert und die Hauptnebenwirkung ist eine Verstärkung der Hitzewallungen. Flutamidbehandlungen nach Absetzen von Bicalutamid sind bisher nicht evaluiert worden (Scher et al. 1997; Joyce et al. 1997). Ebenso fehlen Daten zur sekundären Hormontherapie mit Cyproteronacetat beim hormonrefraktären Prostatakarzinom (Oh und Kantoff 1998).

Ca. 10% des zirkulierenden Androgens werden von den Nebennieren sezerniert (Wilding 1995). Im androgenunabhängigen Status bleiben einige Tumorzellen empfindlich für Androgene, so dass ein weiteres Absenken des Androgenspiegels durch Ausschalten der Nebennierenandrogene ein klinisches Ansprechen bewirken kann. Aminoglutethimid, Ketoconazol und Glucocorticoide wirken über diesen Mechanismus. Aminoglutethimid in Kombination mit Hydrocortison zeigt ein Ansprechen in zirka 10% der Fälle (Dawson 1993). Höhere Ansprechraten sind nach Flutamidentzug berichtet worden (Sartor et al 1994). Hauptnebenwirkungen des Aminoglutethimids sind Müdigkeit, Übelkeit, Hautrötungen, orthostatische Hypertension und Ataxie. Ketoconazol ist ebenfalls seit Jahren effektiv in der Blockade der testikulären und adrenalen Androgenproduktion eingesetzt worden. Des Weiteren wird ein direkter zytotoxischer Effekt des Ketoconazols bei Prostatakarzinomzellen diskutiert (Rochlitz et al 1988). Ketoconazol+Hydrocortison führen zu Ansprechraten von zirka 15%, wobei ein PSA-Abfall über 50% in mehr als die Hälfte der Fälle beobachtet werden kann (Small et al. 1997). Erste Hinweise zeigen, dass mit einer Halbierung der Dosis (Ketoconazol 3×200 mg/Tag) vergleichbare Ergebnisse erzielt werden können. Jedoch wird die Therapie besser toleriert. Nebenwirkungen des Ketoconazols sind milde und beinhalten Übelkeit, Müdigkeit und Hautveränderungen. In dieser niedrigen Dosierung ist ein Steroidersatz nur notwendig, wenn sich eine Nebenniereninsuffizienz zeigt.

Niedrig dosierte Glucocorticoide inhibieren die adrenocortikotrope Hormonsekretion über ein negatives Feedback, die dazu führt, dass die adrenale Androgenproduktion sinkt. Dies führt zu einem PSA-Abfall>50% in zirka 20% und einem symptomatischen Ansprechen bei zirka 10% der Patienten (Tannock et al. 1996; Kantoff et al 1996).

Prostatakarzinomzellen exprimieren Estrogenrezeptoren, die nach Androgenablation im Tiermodell heraufreguliert sind. In vitro aktivieren Estrogene einen mutierten Androgenrezeptor, der aus hormonunabhängigen Prostatakarzinomzellen isoliert wurde (Taplin 1995). Auf Antiestrogene sprechen maximal 10% der Patienten mit einem hormonrefraktären Prostatakarzinom an (Horton et al 1988). Die hochdosierte Estrogengabe ist seit langer Zeit bekannt. Bei 2/3 der Patienten kam es zu einer effektiven Schmerzlinderung und in 1/3 zu einem PSA-Abfall>50% (Ferro et al 1989). Diskutiert wird hierbei ein direkter zytotoxischer Effekt der Estrogene auf Prostatazellen über einen mitotischen Arrest. Fosfestrol niedrig dosiert (3×100 mg/d) senkt bei zirka 50% der Patienten die Schmerzen , bei 21% normalisierte sich das PSA und bei 58% sank es um mehr als 50% (Orlando et al. 2000).

3.2.3.5 Chemotherapie

Die bisherigen Ergebnisse der zytotoxischen Chemotherapie des hormonrefraktären Prostatakarzinoms waren eher enttäuschend und galten beim Prostatakarzinom lange Zeit als wenig wirksam (Catalona 1994; Fournier 1996). In einer 1985 veröffentlichten Literaturübersicht beschrieben Eisenberger und Mitarbeiter eine objektive Ansprechrate der nahezu 1500 Patienten von lediglich 4,5%. 1992 veröffentlichten Yagoda und Petrylak eine Übersicht über 26 klinische Studien, die zwischen 1988 und 1991 durchgeführt worden waren. Sie fanden eine Gesamtansprechrate von 8,7% und konnten keinen wesentlichen Effekt auf das Überleben der Patienten nachweisen.

Die letzten Jahre haben aber neben einer Verbesserung der methodologischen Konzepte (Scher 1996) vor allem durch neue Kombinationen bekannter und neuer Zytostatika hoffnungsvolle Resultate ergeben. Diese müssen zwar noch in größeren kontrollierten Studien bestätigt werden, dennoch muss die Zytostastikaresistenz von Prostatakarzinomen relativiert werden (Scher 1995; Vogelzang 1996). 2001 publizierten Casciano (2001) und Mitarbeiter eine Literaturübersicht zur Effektivität der Chemotherapie beim HRPC. 52 Studien zwischen 1995 und 2000 mit 2028 Patienten wurden analysiert. In 19 Studien erreichte mehr als die Hälfte der Patienten einen signifikanten PSA-Abfall; 53% bei einer Behandlung mit Estramustinphosphat (EMP) und Paclitaxel und 92% bei einer Behandlung mit EMP und Docetaxel. In 29 Studien mit einem EMP-Docetaxelbehandlungsarm betrug die Zeit bis zur Progression 2 bis 13 Monate und das mittlere Überleben 8 bis 27 Monate. In 8 Studien wurde die Lebensqualität mit verschiedenen Instrumenten evaluiert, 4 Studien ergaben eine Verbesserung der Lebensqualität. Aufgrund dieser Erfahrungen ist ein neuer Enthusiasmus für die Rolle der nichthormonalen Therapie des hormonrefraktären Prostatatakarzinoms eingetreten.

Antracycline sind als Monosubstanz intensiv beim hormonrefraktären Prostatakarzinom evaluiert worden und zeigen bei messbaren Läsionen ein Ansprechen in 0–33%, also eine gewisse Aktivität. Vor allem fand sich ein deutlicher palliativer Effekt. Doxorubicin ist in verschiedenen Polychemotherapie-Protokollen zusammen mit 5-Fluorouracil, Mitomycin und Ketoconazol untersucht worden (Laurie 1992; Blumenstein 1993). Die Kombination Doxorubicin / Ketoconazol und Estramustin / Vinblastin bewirkte einen signifikanten PSA-Abfall in 67% und bei messbaren Läsionen ein Ansprechen in 75% der Fälle. Die mediane Dauer des Ansprechens betrug 8 Monate und das mediane Überleben 19 Monate (Ellerhorst 1997). Die Nebenwirkungen waren moderat.

Liposomal verkapseltes Doxorubicin ist in einer 3-armigen prospektiv randomisierten Studie an 60 Patienten evaluiert worden. Es kam zu einem signifikanten Rückgang der Knochenschmerzen. Allerdings fand sich bei nur wenigen Patienten ein wesentlicher PSA-Abfall und es wurden keine objektiven Remissionen beobachtet (Heidenreich 2001a).

Epirubicin ist in verschiedenen Kombinationen mit Cisplatin und Estramustin sowie Suramin untersucht worden. Bei eingeschränkter therapeutischer Effektivität fanden sich häufig ausgeprägte Nebenwirkungen (Veronesi 1996; Falcone 1999).

Mitoxantron ist weniger toxisch als Doxorubicin. Als Einzelsubstanz zeigt es nur eine minimale Aktivität beim HRPC; es wurde aber eine symptomatische Verbesserung der Lebensqualität bei Patienten ohne vorherige zytotoxische Chemotherapie beobachtet. In einer Phase-II-Studie steigerte die Kombination **Mitoxantron und Prednison** die Lebensqualität signifikant. Das PSA-Ansprechen wurde nicht untersucht, zu einer Reduktion der messbaren Läsionen kam es in zirka 15%. Hauptnebenwirkung war eine Knochenmarkssuppression. Aufgrund dieser positiven Erfahrungen ist eine multizentrische Phase-II-Studie durchgeführt worden. Hierbei wurde Mitoxantron+Prednison versus einer Prednison-Monotherapie untersucht (Tannock 1996). Eine Palliation fand sich in Kombinationsarm bei 38% und im Prednisonarm bei 21% der Patienten. Diese Palliation hielt in Kombinationsarm zudem länger an. Da ein Cross-Over-Design möglich war, fand sich kein Unterschied im Gesamtüberleben. Jedoch zeigten 22% der Patienten im Prednisonarm nach Addition von Mitoxantron eine Palliation der Beschwerden. Hauptnebenwirkungen waren in 7% eine febrile Neutropenie und in 4% eine kardiale Nebenwirkung. Es bestand eine enge Korrelation zwischen dem PSA-Abfall und dem palliativem Ansprechen. Zirka 40% der Patienten zeigten einen signifikanten PSA-Abfall. Eine ähnliche Studie ist von der Cancer and Leucemia Group B in den USA durchgeführt worden (Kantoff 1996). Hier wurde Mitoxantron+Hydrocortison versus der alleinigen Gabe von Hydrocortison untersucht. Ein Cross-Over-Design war nicht vorgesehen. Endpunkte waren das Überleben und die Lebensqualität untersucht. Zwar unterschied sich das Gesamtüberleben nicht; im Kombinationsarm fand sich aber in zirka 40% der Fälle eine deutliche Schmerzreduktion und eine Verbesserung der Lebensqualität.

Als Therapie der Wahl nach Progression im Anschluss an eine sekundäre Hormontherapie kann eine Therapie mit **Estramustinphosphat** (EMP) allein oder in Kombination mit einem Chemotherapeutikum gelten. Eine Monotherapie mit EMP hat in 18 Phase-II-Studien bei über 600 Patienten eine objektive Ansprechrate von zirka 20% gezeigt (Benson 1990). Die Dänische Prostatakarzinom Gruppe (Iversen 1997) untersuchte in einer multizentrischen Doppelblindstudie EMP versus Plazebo als Second-line-Therapie bei Patienten mit einem progressiven HRPC nach Orchiektomie als First-line-Therapie. Die mediane progressionsfreie Zeit und das mediane Gesamtüberleben unterschieden sich nicht signifikant zwischen den beiden Gruppen. Dennoch sank bei fast 50% der Patienten in der EMP Gruppe der PSA-Spiegel um 25%. Diese Abnahme korrelierte mit der Überlebenszeit. Demnach scheint die Behandlung mit EMP bei einer Untergruppe von Patienten mit einem HRPC die Überlebenszeit zu verlängern.

EMP hat wenig alkylierende Eigenschaften und wirkt über eine Bindung an den Mikrotubulusapparat und die nukleare Matrix (Hartley-Asp 1986). Daher ist EMP mit Substanzen kombiniert worden, die ebenfalls am Mikrotubulusapparat oder an der nuklearen Matrix angreifen. Als erste Kombination ist EMP und Vinblastin getestet worden (Amato

1995, Hudes 1992, Seidmann 1992). In mehreren Studien fanden sich bei messbaren Läsionen ein Ansprechen bei zirka 20% und ein anhaltender PSA-Abfall bei zirka 50% der Patienten. Als Nebenwirkung traten Übelkeit, Gynäkomastie, Müdigkeit und Flüssigkeitsretention auf. Eine Knochenmarkssuppression wurde nur selten beobachtet. In einer Phase-II-Studie wurde Vinblastin+EMP gegen EMP alleine geprüft und zeigte eine Verbesserung des progressionsfreien Überlebens für die Kombination, obgleich sich das Gesamtüberleben nicht statistisch signifikant unterschied (Hudes 1999).

Aufgrund dieser ermutigenden Ergebnisse ist EMP mit anderen Substanzen, insbesondere **Taxanen**, kombiniert worden. Die zytotoxischen

Nebenwirkungen der Taxane beim PCA sind komplex. Sie inhibieren die mikrotubuläre Funktion und führen zu einem mitotischen Arrest in der G_2-M-Phase. Des Weiteren interagieren sie mit der Bcl-Familie und führen zu einer bcl-2-Phosphorylierung und zu einer bcl-xl-Downregulierung (Stein 1999). In Phase-II-Studien fand sich für die Kombination Paclitaxel+EMP in 40% ein objektives Ansprechen und in zirka 50% ein signifikanter PSA-Abfall (Hudes 1997). Ähnliches konnte für die Kombination EMP+Docetaxel gezeigt werden. 60–80% der Patienten zeigten einen signifikanten PSA-Abfall (Petrylak 1997, Kreis 1999). In diesen Kombinationen potenziert EMP den zytotoxischen Effekt der antimikrotubulären Substanz. In einem retrospektiven Vergleich von Phase-II-Daten mit einem EMP-Docetaxel und einem Docetaxel-Schema erwies sich die wöchentliche Monochemotherapie mit Docetaxel als günstige Alternative. Ein signifikanter PSA-Abfall trat im EMP-Docetaxel Arm bei 60% und im Docetaxel-Arm bei 61% der Patienten ein. Die mediane Zeit bis zur Progression betrug 6,8 Monate im EMP-Docetaxel-Arm und 5,6 Monate im Docetaxel-Arm (Scholz 2001). In den bisherigen Phase-II-Studien zur Behandlung des HRPC mit Taxanen wurden eine deutliche Reduktion des PSA-Wertes sowie ein längeres medianes Überleben beobachtet. Trotz dieser ermutigenden Daten müssen die Ergebnisse von laufenden Phase-III-Studien abgewartet werden.

Neben dem Mikrotubulus ist auch die nukleare Matrix Angriffspunkt von Chemotherapeutika. **Etoposid** ist ein Inhibitor der Topoisomerase II. Etoposid und EMP wirken synergistisch, denn EMP steigert die Fähigkeit von Etoposid, DNA-Strangbrüche zu verursachen. In Phase-II-Studien fanden sich ein objektives Ansprechen in 47% und ein signifikanter PSA-Abfall in zirka 50% der Fälle. Hauptnebenwirkungen waren Übelkeit und Erbrechen (Pienta 1994; Dimopoulos 1997).

Die intravenöse Applikation von **Cyclophosphamid** führte zu einem objektiv messbaren Ansprechen bei ungefähr 10% der Patienten (Kreis

1995). Im Gegensatz erwies sich die orale Applikation über einen längeren Zeitraum als wirksam, ein PSA-Abfall trat in zirka 30% der Fälle ein (Abell 1995, von Romeling 1992). Die Nebenwirkungen sind minimal. Daher ist die Kombination Cyclophosphamid oral und Etoposid oral (Maulard-Durdux 1996) untersucht worden. Es fand sich eine Schmerzreduktion in zirka 30% der Fälle und ein PSA-Ansprechen in zirka 35% der Fälle. Hauptnebenwirkungen waren eine milde Übelkeit, Müdigkeit und Anämie. Bei alkylierenden Substanzen wie Cyclophosphamid weisen höhere Dosen eine stärkere Aktivität auf. So konnte für die Kombination Doxorubicin mit eskalierenden Cyclophosphamiddosen eine signifikante Aktivität nachgewiesen werden (Small 1996).

Die z. T. beschriebenen hohen Ansprechraten von Kombinationschemotherapien belegen, dass das HRPC nicht wie bis vor wenigen Jahren angenommen generell resistent auf Zytostatika ist. Bevor aber definitive Schlüsse gezogen werden und allgemeingültige Therapierichtlinien formuliert werden können, müssen diese vielversprechenden neuen Ansätze in prospektiven, randomisierten Studien überprüft werden. Daher hat die Arbeitsgemeinschaft Urologische Onkologie (AUO) mehrere Studien aufgelegt, in denen der Stellenwert der Chemotherapie beim HRPC untersucht wird. Diese sind in Tabelle 5 aufgeführt. Erst wenn Ergebnisse aus diesen und weiteren Studien vorliegen, können Therapierichtlinien erarbeitet werden.

Bei vielen Patienten kommt wegen ihrer alters- und krankheitsbedingten Komorbidität eine Chemotherapie nicht in Betracht. Patienten mit einem weit fortgeschrittenen Leiden nach mehrfachen Radiotherapien oder einer Knochenmarkkarzinose eignen sich aufgrund der fehlenden Knochenmarkreserven nicht für eine zytotoxische Therapie. Bei symptomatischen Patienten in einem guten Allgemeinzustand sollte aber rechtzeitig an die Möglichkeit einer palliativen Chemotherapie gedacht werden. Dies gilt insbesondere, wenn die Chancen, auf eine weitere Hormontherapie anzusprechen, gering sind. Dies ist vor allem dann der Fall, wenn die primäre Hormontherapie nur kurzzeitig gewirkt hat oder wenn bereits zwei oder mehr Hormontherapien versagt haben (Biedermann 1999).

3.2.3.6 Palliative Maßnahmen

Eine Verbesserung der Lebensqualität des Patienten sollte neben den oben genannten therapeutischen Maßnahmen ein primäres Therapieziel bleiben. Neben einer ausreichenden Schmerztherapie ist oft eine interdisziplinäre Zusammenarbeit notwendig. Zwar kann durch eine Be-

Tabelle 5. Studien der Arbeitsgemeinschaft Urologische Onkologie (AUO) beim hormonrefraktären Prostatakarzinom

AP 13/95
Therapieoptimierungsversuch mit kombinierter Therapie mit Estramustinphosphat und oralem Etoposid beim hormonrefraktären Prostatakarzinom
Studienleiter: J. Breul, München

AP 29/99
Prospektiv randomisierte Phase III Studie zur Behandlung des hormonrefraktären Prostatakarzinoms: Analgetische Behandlung versus Prednison versus Trofosfamid versus Estramustinphosphat
Studienleiter: H. Rübben, Essen

AP 32/01
Prospektiv randomisierter Therapieoptimierungsvergleich zur Behandlung des hormonrefraktären Prostatakarzinoms mit schmerzhaften Knochenmetastasen mit Bondronat versus Mitoxantron/ Prednisolon
Studienleiter: A. Heidenreich, Marburg

AP 33/02
Phase II Studie zur Behandlung des hormonrefraktären Prostatakarzinoms mit wöchentlicher Gabe von Docetaxel und Estramustin über 12 Wochen und intermittierender Wiederholung der Behandlung bei erneuter Progression
Studienleiter: K. Miller, Berlin

strahlung von Knochenmetastasen und eine Therapie mit einem Rheniumszintigramm der Verlauf des Prostatakarzinoms nicht positiv beeinflusst werden, doch kann dies die Lebensqualität des Patienten deutlich verbessern.

Die Schmerztherapie erfolgt nach einem von der WHO vorgeschlagenen Stufenschema. Die 1. Stufe stellt die Gabe von peripheren Analgetika und, falls erforderlich, von Adjuvantien (z. B. Glucocorticoide, Antidepressiva, Neuroleptika, Antikonvulsiva) dar. In der 2. Stufe werden schwach wirksame Opioide mit peripheren Analgetika und Adjuvantien kombiniert. Die Stufe 3 beinhaltet die Verabreichung stark wirksamer Opioide, evtl. in Kombination mit peripheren Analgetika und Adjuvantien.

Bei Patienten mit Knochenschmerzen hat sich zudem der Einsatz von Bisphosphonaten als sinnvoll erwiesen. In mehreren Studien konnte gezeigt werden, dass Bisphosphonate in der Schmerzminderung bei Knochenmetastasen sehr wirksam sind (Heidenreich et al. 2001b; Saad et al. 2002). Die Behandlung ist am effektivsten bei i. v.-Gabe, da die Substanzen nur schlecht enteral resorbiert werden.

3.3 PC-SPES

Bei dem phytotherapeutischen Medikament PC-SPES handelt es sich um einen wässrigen Extrakt aus insgesamt 8 Kräutern (Chrysanthemum morifolium; Ganoderma lucidum; Glycyrrhiza glabra; Isatis indigotica; Panax pseudoginseng; Rabdosia rubescens; Scutellaria baicalensis; Serenoa repens). Ungeklärt ist, ob verschiedene Chargen von PC-SPES eine vergleichbare Qualität aufweisen. Das Mittel ist in Amerika als Nahrungsergänzungsmittel zugelassen. Zur Therapie des Prostatakarzinoms wird PC-SPES in einer Dosierung von 3x3 Kapseln zu je 320 mg/d empfohlen. Damit liegen die Therapiekosten bei etwa ca. 500 Euro im Monat.

In der Literatur sind In-vitro-Daten, aber auch erste klinische Ergebnisse bei Patienten mit hormonabhängigem und hormonunabhängigem Prostatakarzinom beschrieben. PC-SPES scheint dosisabhängig das Zellwachstum zu unterdrücken und eine Apoptose zu induzieren (Halicka 1997; Hsieh 1997; Kubota 2000; de la Taille 2000). Dies beruht wahrscheinlich auf einem Estrogeneffekt; der wirksame Estrogenanteil ist allerdings strukturell von Diethylstilbestrol, Estron und Estradiol verschieden (DiPaola 1998). Auch die berichteten Nebenwirkungen (u. a. Mastodynien, Gynäkomastien, Thrombosen, erektile Dysfunktion) lassen sich auf eine estrogenartige Wirkung zurückführen. In wieweit noch andere Wirkstoffe des PC-SPES einen antitumoralen Effekt besitzen ist unbekannt.

Bei Patienten mit einem hormonunabhängigen Prostatakarzinom konnte eine PSA-Absenkung beobachtet werden (Small 2000; de la Taille 2000; Pfeifer 2000; de la Taille 1999). Kürzlich berichteten de la Taille et al. (2000) über eine Senkung des PSA-Wertes bei 82% der Patienten nach 2 Monaten sowie bei 88% der Patienten nach 12 Monaten. In dieser Studie wurden auch 22 Patienten mit einem hormonrefraktären Prostatakarzinom behandelt. Bei dieser Subgruppe fand sich in 74% nach 6 Monaten eine Senkung des PSA-Wertes. Von diesen wiesen 66% bereits nach 2 Monaten einen signifikanten PSA-Abfall um mehr als 50% des Ausgangswertes auf.

Nachdem in mehreren Untersuchungen Beimengungen von Warfarin, einem Antikoagulans und Vitamin-K-Antagonisten nachgewiesen wurden, hat die FDA PC-SPES die Zulassung als Nahrungsergänzungsmittel entzogen. Seither ist PC-SPES vom Markt genommen.

3.4 Zusammenfassung

Auch nach Versagen der primären Hormontherapie bestehen beim HRPC therapeutische Optionen. Zunächst sind die Provokation des endokrinen Entzugssyndroms sowie sekundäre hormonelle Manipulationen möglich. Es bleibt aber zu betonen, dass diese therapeutischen Möglichkeiten begrenzt sind und der Beweis ihres lebensverlängernden Effektes weiterhin aussteht.

Anschließend kann eine Chemotherapie in Betracht gezogen werden, da das HRPC nicht generell resistent auf Zytostatika ist. Symptomatische Patienten in einem guten Allgemeinzustand sollten eine palliative Chemotherapie erhalten; insbesondere wenn mehrere Hormontherapien versagt haben oder die erste Hormontherapie nur kurzzeitig gewirkt hat. Eine Empfehlung zu einer „Standard-Chemotherapie" kann aber aufgrund der vorliegenden Daten nicht gegeben werden. Daher sollten diese Patienten möglichst in klinische Studien, wie sie z. B. von der AUO aufgelegt wurden, eingebracht werden.

Weiterführende Literatur:

Abell FL, Wilkes JD, Divers L. Oral cyclophosphamide (CTX) for hormone refractory prostate cancer. Proc Am Soc Clin Oncol 1995; 14: abstract 646

Amato RJ, Ellerhorst J, Bui C et al. Estramustine and vinblastine for patients with progressive androgen-independent adenocarcinoma of the prostate. Urol Oncol 1995; 1: 168

Benson R u. Hartley-Asp B Mechanism of action and clinical uses of estramustine. Cancer Invest 8: 375; 1990

Biedermann B, Pless M, Herrmann R. Chemotherapie beim hormonrefraktären Prostatakarzinom. Dtsch. Med. Wschr. 1999; 124: 874

Blumenstein B, Crawford ED, Saiers JH et al. Doxorubicin, mitomycin C and 5-fluorouracil in the treatment of hormone refractory adenocarcinoma of the prostate: A Southwest Oncology Group Study. J Urol 1993; 150: 411

Casciano R, Petrylak D, Neugut AI et al. Systematic review of chemotherapy efficiacy from controlled trials in hormone-refractory prostate cancer (HRPC) patients. Proc Am Soc Clin Oncol 2001; 20: 2428

Catalona WJ. Management of prostate cancer. N Engl J Med 1994; 331: 996

Dawson NA. Treatment of progressive metastatic prostate cancer. Oncology 1993;7:17

Dawson NA. Apples and oranges: Building a consensus for standardised eligibility criteria and end points in prostate cancer clinical trials. J Clin Oncol 1998;16: 3398

Dimopoulos MA, Panopoulos C, Bamia C et al. Oral estramustine and oral etoposide for hormone refractory prostate cancer. Urology 1997; 50: 754

diSant´Agnese PA Neutoendocrine differentiation in carcinoma of the prostate. Diagnostic, prognostic and therapeutic implications. Cancer 1992; 70; 254

Ellerhorst JS, Tu SM, Amato RJ. A phase II trial of alternating weekly chemohormonal therapy for patients with androgen-independent prostate cancer. Clin Cancer Res 1997; 3: 2371

Falcone A, Antonuzzo A, Danesi R et al. Suramin in combination with weekly epirubicin for patients with advanced hormone-refractory prostate carcinoma. Cancer 1999; 86: 470

Ferro MA, Gillatt D, Symes MO et al. High-dose intravenous estrogen therapy in advanced prostatic carcinoma. Use of serum prostate specific antigen to monitor response. Urology 1989; 34: 134

Fournier G. Treatment of hormone-refractory prostate carcinoma: Eur Urol 1996;30 (suppl. 1): 32

Fowler JE, Pandey P, Seaver LE et al. Prostate specific antigen after gonadal withdrawal and deferred flutamide treatment.J Urol 1995; 154: 448

Fowler JE u. Whitmore WF Jr. The response of metastatic adenocarcinoma of the prostate to exogenous testosterone. J Urol 1981; 126: 372

Hartley-Asp B u. Kruse E. Nuclear protein matrix as a target for estramustine induced cell death. Prostate 1986; 9: 387

Heidenreich A, Knoblauch R, Hofmann R. Current status of cytotoxic chemotherapy in hormone refractory prostate cancer. Eur Urol 2001a; 39: 121

Heidenreich A, Hofmann R, Engelmann UH. The use of bisphonate for the palliative treatment of painful bone metastasis due to hormone refractory prostate cancer. J Urol 2001b; 165: 136–40

Horton J, Rosenbaum C, Cummings FJ. Tamoxifen in advanced prostate cancer: an ECOG pilot study. Prostate 1988; 12: 173

Huan SD, Stewart DJ, Aitken SE et al. Combination of epirubicin and cisplatin in hormone-refractory metastatic prostate cancer. Am J Clin Oncol 1999; 22: 471

Hudes GR, Greenberg R, Krigel RL et al. Phase II study of estramustine and vinblastine, two microtubule inhibitors, in hormone-refractory prostate cancer. J Clin Oncol 1992; 10: 1754

Hudes G, Nathan F, Khater C. Phase II trial of 96 hour-paclitaxel plus estramustine phosphate in metastatic hormone refractory prostate cancer. J Clin Oncol 1997b; 15: 156

Hudes G. Estramustine-based chemotherapy. Semin Urol Oncol 1997a; 15: 13

Hudes G, Einhorn L, Ross E et al. Vinblastine versus vinblastine plus oral estramustine phosphate for patients with hormone-refractory prostate cancer: A Hoosier Oncology Group and Fox Chase Network phase III trial. J Clin Oncol 1999; 17; 3160

Hussein M, Wolf M, Marshall E et al. Effects of continued androgen-deprivation therapy and other prognostic factors on response and survival in phase II chemotherapy trials for hormone-refractory prostate cancer: a Southwest Oncology Group report. Clin Oncol 1994; 12: 1868

Iversen P, Rasmussen F, Asmussen C et al. Estramustine phosphate versus plazebo as a second-line treatment after orchiectomy in patients with metastatic prostate cancer: DAPROCA study 9002. J Urol 1997; 157: 929

Joyce R, Fenton MA, Rode P et al. High-dose bicalutamidefor androgen independent prostate cancer: effect of prior hormonal therapy. J Urol 1997; 159: 149

Kantoff PW, Halabi S, Conaway M, Picus J et al. Hydrocortisone with and without mitoxantrone in men with hormone-refractory prostate cancer: results of the cancer and leukemia group B9182 study. J Clin Oncol 1996; 17: 2506

Kelly WK, Scher HI, Mazumadar M et al. Prostate-specific antigen as a measure of disease outcome in metastatic hormone-refractory prostate cancer. J Clin Oncol 1993a; 11: 607

Kelly WK u. Scher HI Flutamide withdrawal syndrome: its impact on clinical trials in hormone-refractory prostate cancer. J Urol 1993b; 149; 607

Kelly WK. Endocrine withdrawal syndrome and its relevance to the management of hormone refractory prostate cancer. Eur Urol 1998; 34 (suppl 4): 18

Klugo RC, Farah RN, Cerny JC. Bilateral orchiectomy for carcinoma of the prostate: response of serum testosterone and clinical response to estrogen therapy. Urology 1981; 17:49

Kreis W. Current chemotherapy and future directions in research for the treatment of advanced hormone-refractory prostate cancer. Cancer Invest 1995; 13: 296

Kreis W, Budman DR, Fetten J et al. Phase I trial of the combination of daily estramustine phosphate and intermittent docetaxel in patients with metastatic hormone refractory prostate carcinoma. Ann Oncol 1999; 10: 33

Laurie JA, Hahn RG, Therneau TM. Chemotherapy for hormonally refractory advanced prostate cancer: a comparison of combined versus sequential treatment with mitomycin C, doxorubicin and fluorouracil. Cancer 1992; 69: 1440

Mahler C u. Denis L. Hormone refractory disease. Semin Surg Oncol 1995; 11:77

Maulard-Dardux C, Dufour B, Hennequin C et al. Phase II study of the oral cyclophosphamide and oral etoposide combination in hormone-refractory prostate carcinoma patients. Cancer 1997; 77: 1144

Oh WK u. Kantoff PW. Management of hormone refractory prostate cancer: current status and future prospects. J Urol 1998; 160: 1220

Orlando M, Chacon M, Salum G et al. Low-dose oral fosfestrol is highly active in hormone-refractory prostate cancer. Ann Oncol 2000; 11: 177

Oudard S, Banu E, Beuzeboc P et al. Phase II randomised trial of docetaxel, estramustine and prednisone – two schedules – versus mitoxantron and prednisone in patients with hormone-refractory prostate cancer. Ann Oncol 2002; 13 (Supp): 3250P

Petrylak DP, Macarthur RB, O'Connor J et al. Phase I trial of docetaxel with estramustine in androgen independent prostate cancer. J Clin Oncol 1999; 17: 958

Petrylak DP Chemotherapy for advanced hormone refractory prostate cancer. Urology 1999; 54 (suppl 6a): 31

Pienta KJ, Redman B, Hussein M et al. Phase II evaluation of oral estramustine and oral etoposide in hormone-refractory adenocarcinoma of the prostate. J Clin Oncol 1994; 12: 2005

Pienta KJ, Naik H, Lehr JE. Effect of estramustine, etoposide and taxol on prostate cancer cell growth in vitro and in vivo. Urology 1996; 48: 164

Raghavan D, Cox K, Pearson BS et al. Oral cyclophosphamide for the management of hormone-refractory prostate cancer. Br J Urol 1993; 72: 625

Rochlitz CF, Damon LE, Russi MB et al. Cytotoxicity of Ketoconazole in malignant cell lines. Cancer Chemother Pharmacol 1988; 21: 319

Saad F, Gleason DM, Murray R et al. A randomised, plazebo-controlled trial of zoledronic acid in patients with hormone-refractory metastatic prostate carcinoma. J Natl Cancer Inst 2002;94:1458

Sartor O, Cooper M, Weinberger M et al. Surprising activity of flutamide withdrawal, when combined with aminoglutethimide, in treatment of „hormone-refractory" prostate cancer. J Natl Cancer Inst 1994; 86; 222

Schellhammer P, Venner P, Haas G et al. Prostate specific antigen decreases after withdrawal of androgen therapy with bicalutamide or flutamide in patients receiving combined androgen blockade. J Urol 1997; 157:1731

Scher HI, Steineck G, Kelly WK. Hormone-refractory (D3) prostate cancer: refining the concept. Urology 1995; 46: 142

Scher HI, Fossa S. Prostate cancer in the era of prostate-specific antigen. Curr Opin Oncol 1995; 7: 281

Scher HI, Mazumdar M, Kelly WK. Clinical trials in relapsed prostate cancer. Defining the target. J Natl Cancer Inst. 1996; 88: 1623

Scher HI, Liebertz C, Kelly WK et al. Bicalutamide for advanced prostate cancer: the natural versus treated history of disease. J Clin Oncol 1997; 15: 2928

Scholz MC, Guess B, Barrios F et al. Low-dose single-agent weekly docetaxel is effective and well tolerated in elderly men with prostate cancer. Proc Am Soc Clin Oncol 2001; 20: abstract 2441

Seidmann AD, Scher HI, Petrylak D et al. Estramustine and vinblastine: use of prostate specific antigen as a clinical trial end point for hormone refractory prostate cancer. J Urol 1992; 147: 931

Small EJ, Srinivas S, Egan B et al. Doxorubicin and dose escalated cyclophosphamid with granulocyte colony-stimalating factor for the treatment for hormone-resistant prostate cancer. J Clin Oncol 1996; 14: 1617

Small EJ, Baron AD, Fippin L et al. Ketoconazole retains activity in advanced prostate cancer patients with progression despite flutamide withdrawal. J Urol 1997; 159: 1204

Small EJ, McMillan A, Meyer M et al. Serum prostate-antigen decline as a marker of clinical outcome in hormone-refractory prostate cancer patients: association with progression-free survival, pain end points and survival. J Clin Oncol 2001; 19: 1304

Smith DC, Dunn RL, Srawderman MS et al. Change in serum prostate-.specific antigen as a marker of response to cytotoxic therapy for hormone-refractory prostate cancer. J Clin Oncol 1998; 16: 1835

Stein CA. Mechanism of action of taxanes in prostate cancer. Semin Oncol 1999; 26 (suppl 17): 3

Tannock IF, Osoba D, Stockler MR et al. Chemotherapy with mitoxantrone plus prednisone or prednisone alone for symptomatic hormone-resistant prostate cancer: a canadian randomised trial with palliative end points. J Clin Oncol 1996; 14: 1756

Taplin ME, Bubley GJ, Shuster TD et al. Mutation of the androgen-receptor gene in metastatic prostate cancer. N Engl J Med 1995; 332: 1393

Taylor CD, Elson P, Trump DL. Importance of continued testicular suppression in hormone-refractory prostate cancer. J Clin Onol 1993; 11: 2167

Veronesi A, Re Gl, Foladore S et al. Multidrug chemotherapy in the treatment of non-elderly patients with hormone-refractory prostatic carcinoma. A phase ii study. North Eastern Italian Oncology Group. Eur Urol 1996; 29: 434

Vogelzang NJ, Crawford ED, Zietman A. Current clinical trial design issues in hormone refractory prostate cancer. Cancer 1998; 82: 2093

Vogelzang NJ. One hundred thirteen men with hormone-refractory prostate cancer died today. J Clin Oncol 1996; 14: 1753

Von Roemeling R, Fisher HA, Horton J et al. Daily oral cyclophosphamide is effective in hormone-refractory prostate cancer: a PH-I/II pilot study. Proc Am Soc Clin Oncol 1995; 11: abstract 665

Wilding G. Endocrine control of prostate cancer. Cancer Surv 1995; 23: 43

Wolff JM. Das hormonrefraktäre Prostatakarzinom. Uni-Med Verlag, Bremen 2001

Yagoda A u. Petrylak D. Cytotoxic chemotherapy for advanced hormone resistant prostate cancer. Cancer 1993; 71 (suppl 3): 1098

4 Hinweise für Patienten

Wenn der Krebs über die Prostata hinaus gestreut hat, ist er dennoch begrenzt unter Kontrolle zu halten. Dies lässt sich hauptsächlich durch eine Therapie erreichen, bei der die Hormone, die das Wachstum von Prostata und Tumor fördern, ausgeschaltet werden. Es gibt mehrere Formen von Hormontherapie, von denen jede auf ein anderes Glied der hormonellen Wirkungskette gerichtet ist.

Das Prostatawachstum wird von dem in den Hoden produzierten Testosteron geregelt. Testosteron gelangt über den Blutweg in die Prostata, wo es in ein anderes Hormon, namens Dihydrotestosteron (DHT) umgewandelt wird. Dies ist das Hormon, was dann in der Prostata aktiv wird.

Die Menge des im Blut zirkulierenden Testosterons wird zentral vom Gehirn geregelt. Im Hypothalamus wird eine Substanz namens LHRH hergestellt, ein chemisches Signal, das an die nahe gelegene Hypophyse gesandt wird und dort bewirkt, dass ein Hormon namens LH produziert wird, das seinerseits die Hoden dazu veranlasst, Testosteron herzustellen.

Das Hauptziel einer Hormontherapie besteht darin, den Spiegel des Testosteron bzw. des DHT zu senken bzw. seine Wirkung in der Zelle zu blockieren, so wird der Prostatatumor in seinem Wachstum gehemmt. Es gibt mehrere günstige Stellen zur Unterbrechung dieser hormonellen Kette: Medikamente, die auf den Hypothalamus (LHRH), die Hypophyse (LH), die Nebennieren (Nebennierenandrogene), die Hoden (Testosteron) oder die Prostata (DHT) abzielen.

Die einfachste Art und Weise, das Testosteron zu reduzieren, besteht in einem kleinen chirurgischen Eingriff, der Kastration (auch Orchiektomie genannt). Eine Kastration zeigt schnelle Wirkung: Der Testosteronspiegel wird umgehend und dauerhaft um bis zu 95% gesenkt. Innerhalb von drei Stunden nach dem Eingriff fällt die Testosteronkonzentration in den so genannten „Kastrationsbereich“ ab.

Viele Männer möchten sich aus unterschiedlichen Gründen nicht einer chirurgischen Kastration unterziehen und entscheiden sich für eine chemische Kastration, d. h. die Einnahme von Medikamenten, mit denen sich das gleiche Ergebnis erzielen lässt. Hier gibt es mehrere Möglichkeiten: Eine ist eine Gruppe von Medikamenten, die man Estrogene nennt. Estrogene, zielen auf den Hypothalamus und blockieren die Abgabe von LHRH, was wiederum LH und FSH blockiert und somit die Produktionsstätten von Testosteron in den Hoden außer Betrieb setzt. Folglich fällt der Testosteronspiegel in den Kastrationsbereich ab. (Anmerkung: Bei Männern mit Herzerkrankungen oder einer Thrombophlebitis dürfen Estrogene wegen möglicher Nebenwirkungen nicht eingesetzt werden).

Eine weitere Möglichkeit sind die LHRH-Agonisten. Diese führen zu einer Einstellung der Produktion von LH. Die am häufigsten verschriebenen LHRH-Agonisten sind Leuprorelin (Enantone®, Trenantone®), Buserelin (Profact®) und Goserelin (Zoladex®). In Bezug auf ihre Fähigkeit, den Testosteronspiegel zu senken und die einem Menschen verbleibende Lebenszeit zu verlängern, sind diese Medikamente einer Behandlung mit Östrogenen oder einer chirurgischen Kastration ebenbürtig.

Ein Mittel namens Ketoconazol (Nizoral®) blockiert die Produktion von Testosteron durch direkte Einwirkung auf die Hoden. Des weiteren lassen sich die Auswirkungen von Testosteron auf die Prostata selbst blockieren, indem man in die Umwandlung von Testosteron zu DHT eingreift, was sich durch ein Medikament namens Finasterid (Proscar®) bewirken lässt, oder indem man die Auswirkungen von Testosteron und DHT auf die Prostatazellen blockiert. Dies erreicht man mit einem „Antiandrogen". Die am häufigsten verschriebenen Antiandrogene sind Bicalutamid (Casodex®) und Flutamid (Fugerel®)

Zu den Standardformen einer Hormontherapie für Männer mit Prostatakrebs zählen die Kastration, die LHRH-Agonisten und – mit Einschränkungen – Estrogenpräparate. Mit allen drei Therapieprinzipien lässt sich eine ähnliche Wirkung erzielen: Eine Senkung des Testosteronspiegels in den entscheidenden „Kastrationsbereich".

Für eine noch stärkere, die so genannte totale Androgenblockade liegen noch keine Beweise vor, dass sich durch sie eine höhere Lebenserwartung erzielen ließe. Die dieser Therapie zugrunde liegende Vorstellung besteht darin, dass selbst niedrige Dosen von Testosteron und den in den Nebennieren produzierten männlichen Hormonen den Tumor in der Prostata stimulieren würden und deshalb blockiert werden müssten.

Dies soll durch eine Kombination mehrerer Hormontherapien erreicht werden.

Die Hormontherapie ist bei fast allen Männern wirksam. Sie verlängert die Lebenserwartung und lindert viele Symptome von Prostatakrebs in fortgeschrittenem Stadium. Bei manchen Männern hält die Wirkung jahrelang an.

Weshalb lässt sich hiermit die Krankheit aber nicht heilen? Weil Prostatakrebs „heterogen" ist, d. h. aus einer Ansammlung von verschiedenartigen Zellen besteht. Manche dieser Zellen sprechen auf Hormone an, andere wiederum nicht. Daraus ergibt sich, dass eine Hormonbehandlung nur auf die hormonempfindlichen Zellen wirkt und auf die sie umgebenden hormonunempfindlichen Zellen keine Wirkung hat. Letztendlich können diese Zellen, falls man lange genug am Leben bleibt, die hormonempfindlichen Zellen überwuchern. Gegenwärtig wissen wir nicht, wie man diese Entwicklung aufhalten könnte.

Hieraus ergeben sich zwei wichtige Aspekte für die Patienten: Derzeit ist noch unklar, ob eine bereits früh im Verlauf der Prostatakrebserkrankung begonnene Hormontherapie bezüglich der Überlebenszeit effektiver ist als eine erst später – z. B. beim Auftreten von metastasenbedingten Schmerzen – einsetzende Behandlung. Zum zweiten ist nicht erwiesen, dass andere Formen hormoneller Manipulation, wie beispielsweise die totale Androgenblockade, einen Nutzen bringen, wenn die konventionelle Hormontherapie ihre Wirkung auf den Tumor verloren hat. Dennoch führt eine sekundäre Hormontherapie oft zu einer guten Kontrolle des Tumors für mehrere Monate.

Wenn Hormone den Tumor nicht mehr beeinflussen können, gibt es verschiedene andere Möglichkeiten, die Krankheit und deren Beschwerden zu behandeln. Hierzu zählen bestimmte Chemotherapeutika, die örtliche Bestrahlung schmerzhafter Metastasen (z. B. im Skelettsystem), die Gabe von Bisphosphonaten (z. B. Zoledronsäure - Zometa®) sowie eine ganze Reihe gut wirksamer Schmerzmittel. Insbesondere die neueren Chemotherapeutika (Taxane z. B. Docetaxel-Taxotere®) reduzieren nicht nur die Schmerzen sondern können möglicherweise auch das Überleben der Patienten verlängern. Hierzu müssen aber die Ergebnisse der noch laufenden Studien abgewartet werden.

Es gibt keinen Grund dafür, dass ein Patient mit Prostatakrebs mit unerträglichen Schmerzen leben muss. Eine gute Schmerzbehandlung bewirkt nicht nur eine große Erleichterung. Es ist vielmehr erwiesen, dass Menschen ohne starke Schmerzen länger leben. Als Patient haben Sie Anspruch darauf. Hilfe ist möglich. Nutzen Sie sie.

5 Handelsnamen (in Auswahl)

5.1 Antiandrogene

Bicalutamid	Casodex®
Flutamid	Fugerel®
Cyproteronacetat	Androcur®

5.2 LHRH Agonisten (LHRH Analoga)

Goserelin	Zoladex®
Leuprorelin	Enantone®, Trenantone®
Buserelin	Profact®

5.3 Adrenale Androgeninibitoren

Aminoglutethimid	Orimeten®
Ketoconazol	Nizoral®

Östrogene

Fosfestrol	Honvan®
Ethinylestradiol	Turisteron®
Polyestradiolphosphat	Estradurin®

5.4 Zytostatika

5.4.1 Alkylantien

Cyclophosphamid	Endoxan®
Estramustin	Estracyt®, Multosin®

5.4.2 Platinverbindungen

Cisplatin	Platinex®
Carboplatin	Carboplat®

5.4.3 Antibiotika mit zytostatischer Wirkung

Adriamycin (Doxorubicin)	Adrimedac®
Epirubicin	Farmorubicin®
Mitomycin C	Mito Medac®
Mitoxantron	Novantron®

5.4.4 Antimetaboliten

Methotrexat	Methotrexat-medac®
5-Fluorouracil	Ribofluor®

5.4.5 Alkaloide und andere pflanzliche Inhaltsstoffe

Vinblastin	Velbe®
Etoposid	Vepesid®

5.4.6 Andere zytostatisch wirkende Substanzen

Taxane

Docetaxel	Taxotere®
Paclitaxel	Taxol®

5.5 Arzneistoffe zur supportiven Therapie

Bisphosphonate

Clodronsäure	Ostac®
Ibandronsäure	Bondronat®
Pamidronsäure	Aredia®
Zoledronsäure	Zometa®

Sachverzeichnis